# PRINCIPES

DE LA

# DIÉTÉTIQUE MODERNE

DIJON — IMPRIMERIE DARANTIERE.

# PRINCIPES

## DE LA

# DIÉTÉTIQUE MODERNE

PAR

## Henri LABBÉ

Chef de laboratoire à la Faculté de médecine de Paris

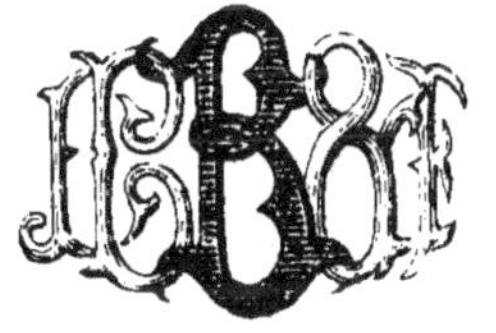

PARIS

LIBRAIRIE J.-B. BAILLIÈRE ET FILS

19, RUE HAUTEFEUILLE, PRÈS DU BOULEVARD SAINT-GERMAIN

—

1904

*Tous droits réservés*

# PRÉFACE

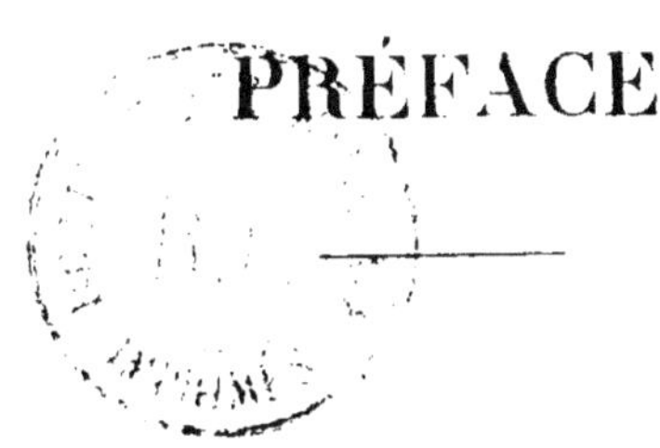

Si la tradition règne encore en maîtresse dans
bien des chapitres de l'art d'élever, de soigner et de
guérir, il n'en est peut-être pas un, où, plus que
dans l'hygiène alimentaire et le choix des régimes,
elle soit restée aussi souveraine. Est-il juste de
s'élever contre l'aveuglement de la Tradition ? N'est-
il pas plus philosophique de penser que cet aveuglement est, en réalité, le fait de ceux qui persistent
à la suivre ?

La routine ne peut céder la place qu'à des connaissances précises et soigneusement élaborées. Il
faut reconnaître que l'importance accordée jusqu'à
présent à l'étude raisonnée des régimes et de la diététique est presque nulle.

Leur base scientifique réside tout entière dans la
biochimie et l'application de la chimie générale à
la connaissance précise des matériaux alimentaires.
Si, comme cela est encore vrai, les fondements mêmes de ces chapitres scientifiques restent ignorés
des praticiens, il n'est pas étonnant que ceux-ci con-
tinuent à apporter aux problèmes de diététique ou
d'ordre alimentaire qui se présentent à tout moment

dans la clinique et leur pratique journalière, les solutions que la routine traditionnelle leur inspire.

Cette indifférence des praticiens à l'égard des faits nouveaux et de leurs conséquences pratiques immédiates ne leur est pas, au reste, entièrement imputable. Les livres, même les mieux faits, et dont tel, parmi les plus récents, résume un admirable cours de haute culture biochimique et diététique, ne leur sont pas directement accessibles. Il manque à ces esprits qui n'ont pu acquérir une culture spéciale préalable, la clef qui permet de tout saisir, de tout s'assimiler et de tout faire passer par une jauge pratique immédiatement fructueuse à eux-mêmes et à leurs malades.

Ces *Principes*, tout élémentaires, ont été rédigés dans ce but exclusif. Ils ont pris origine et naissance dans des conférences faites à la Clinique médicale de l'hôpital Laënnec, sous les auspices du Professeur Landouzy. C'est dans l'effort constant qu'ont fait ma pensée, ma parole et ma plume pour satisfaire les desiderata de ce Maître éminent en réalisant un enseignement pratique, immédiatement fructueux, que l'on trouvera le meilleur de ce petit volume, si toutefois le lecteur veut bien reconnaître qu'il a quelque utilité.


Avril 1904.

# PRINCIPES DE DIÉTÉTIQUE

## INTRODUCTION

**Conservation de l'énergie.** — Il n'y a pas bien longtemps qu'on poursuivait sérieusement la recherche du mouvement perpétuel, et que les alchimistes se penchaient au-dessus de leurs creusets dans l'espoir d'y retrouver plus de substance qu'ils n'en avaient mis, puisque, selon eux, le phlogistique immatériel se pesait cependant aux balances.

La découverte du principe de la conservation de l'énergie est relativement moderne. Plus moderne encore est sa vérification, ou mieux, son application constante dans les divers ordres de science et de phénomènes.

Ce principe se présente dans les phénomènes physiques sous la forme de la loi de l'équivalence du travail et de la chaleur, et du principe dit de Carnot ; dans la méthodique chimique, c'est la loi de Lavoisier qui règle à l'origine tout phénomène de cette nature. — Cette loi n'est autre que celle de la conservation des masses, qui, sous une formule plus saisissable à certains esprits, nous enseigne que *rien ne se perd et rien ne se crée*.

Quelles que soient donc les réactions intercurrentes, effectuées entre deux corps, quelque compliquée que soit la dislocation chimique ou biochimique qu'ils aient subie, l'ensemble des produits définitifs ne peut peser ni plus, ni moins que ce que nous avons introduit dans nos appareils ou dans cet ensemble réactionnel si complexe qu'est l'organisme vivant.

***Equivalence du travail mécanique et de la chaleur.*** — Il y a, dans le même ordre de phénomènes, un deuxième mode d'intervention de ce principe de la conservation de l'énergie qui n'est pas moins utile à connaître au physiologiste et au biochimiste ; c'est le principe de *l'équivalence du travail chimique et de la chaleur.* Ce sont les lois codifiées par M. Berthelot qui permettent, en particulier, d'affirmer que toute chaleur du corps humain vient de ses réactions chimiques. Mais comme celles-ci peuvent être

positives ou négatives, il ne faut pas oublier que
la somme d'énergie ainsi mise à notre disposition, est une somme algébrique qui, considérée
isolément, n'a qu'une valeur absolue et ne peut
s'interpréter à propos du calcul usuel des aliments par les calories, tel qu'il est souvent pratiqué maintenant ; cette notion sera reprise et
complétée en vue de montrer combien un pareil
mode d'estimation de la valeur alimentaire d'un
produit peut être erroné.

***Equivalence de l'énergie électrique et de
l'énergie chimique ou calorifique***. — Une
troisième forme du principe de la conservation
de l'énergie se manifeste chimiquement : c'est
celle de *l'équivalence de l'énergie électrique et de
l'énergie chimique* ou *calorifique*. Ce principe,
codifié dans l'exposé des lois électrolytiques, a
vu son importance biochimique et médicale grandir à l'époque actuelle, où la thérapie par les
agents physiques et électriques, la faradisation
balnéaire, la thérapie lumineuse électrique, semblent avoir acquis droit d'entrée dans l'arsenal
des médications curatives et reconstituantes. Ce
qui, dans les phénomènes d'ordre physiologique

ou biochimique, rend la démonstration manifeste de la conservation de l'énergie si malaisée à faire, c'est la multiplicité des phénomènes concomitants et successifs d'ordre *physique* ou *physico-chimique*, ou même qualifiés *de psychiques*, qui s'accomplit dans l'organisme vivant. Nous manquons généralement de méthodes précises pour la mesure de phénomènes aussi complexes. Nous n'en pouvons montrer clairement l'équivalence et nous sommes réduits à cette somme algébrique et stérile de tout à l'heure.

Cependant, pris isolément, chacun de ces phénomènes physiologiques obéit manifestement à la loi de l'énergie, et il nous faut admettre qu'il en est ainsi pour l'ensemble.

**La vie**. — La vie n'est que l'indéfinie répétition des mêmes phénomènes ; c'est une persévérance de l'être dans l'être. Mille et mille réactions, continuellement accomplies au sein de celui-ci, venant troubler à tout instant son équilibre tant statique que chimique, il est nécessaire qu'il y ait un accord de mille autres réactions en sens contraire, pour que cet équilibre reste stable.

La persévérance de cet équilibre est, en somme, la meilleure démonstration de cette loi de conservation de l'énergie vitale.

Dans l'ordre pratique des choses, c'est par la ration dite *d'entretien*, que l'organisme maintient cet équilibre; en conséquence, un individu tel que l'enfant, qui a besoin de se développer, ne peut pas se contenter d'une ration d'entretien. Il faut lui fournir, en surplus, une ration de *croissance*.

**Rapports entre l'énergie chimique et l'énergie vitale**. — Quoi qu'il en soit, l'élément essentiel de cet équilibre de forces si diverses sera, en dernière comme en première analyse, ce que nous appelons l'énergie chimique. On commence à comprendre que les faits biochimiques ont une part prépondérante dans les manifestations de la vie, et l'on attend de la multiplication et de l'enchaînement de leur étude, la solution de toutes les énigmes vitales qui se sont montrées jusqu'à présent inabordables aux méthodes physiques pures. L'étude analytique des phénomènes vitaux montre qu'ils sont, sinon d'apparence du moins au fond, de nature purement

chimique : ils se ramènent, soit à des oscillations de forces chimiques, qui tantôt négatives
et tantôt positives, maintiennent finalement l'é-
quilibre énergétique du corps humain, soit à
des transformations de l'énergie chimique en
d'autres formes plus apparentes de l'énergie,
ou enfin, et en sens inverse, à la réduction de
ces formes mêmes en manifestations d'énergétique chimique.

**Etude des phénomènes de la vie. —**
L'étude générale des phénomènes de la vie consiste d'abord essentiellement à mesurer chacune
de ces transformations en les envisageant le plus
isolément possible.

Ce n'est qu'après ce premier travail d'une
immense étendue, qu'il devient légitime d'esquis-
ser une synthèse totale de l'ensemble de ces faits
séparés, et de former ainsi un tableau, une esquisse
plutôt, dont les diverses parties se raccorderont
au moyen d'une perspective et d'une échelle
acceptables.

*Organisme vivant et moteur thermique.*
— A ne considérer l'organisme vivant que

comme une machine à vapeur plus ou moins parfaite, l'étude des phénomènes généraux de la nutrition resterait d'une très grande simplicité.

La transformation chimique du charbon fourni comme aliment à un moteur thermique est productrice d'une énergie chimique qui se libère en énergie calorifique ; celle-ci, à son tour, communique à une masse d'eau de volume limité transformée en vapeur, une tension élastique considérable, se manifestant finalement en énergie mécanique.

Les mouvements mécaniques produits par la machine sont immuables dans leur simplicité, et l'usure des organes qui ne réagissent pas, chimiquement parlant, reste insignifiante. La même simplicité persiste dans la production des déchets et l'analyse chimique la plus élémentaire a bientôt fourni toutes les données du problème.

Il en est autrement pour les organismes. Le processus très simple de tout à l'heure se complique beaucoup. Les matières nutritives, introduites comme source d'énergie, ne s'en tiennent pas à cette fonction unique. Elles sont en effet tout à la fois énergétiques et plastiques. Il en résulte que ces matières subissent, avant de parvenir à des produits finaux déterminés, une longue suite de modifications, à la fois concomitantes et successives, qui peuvent être de nature chimique très différente et d'importance énergétique très inégale.

Dans la machine animale, la nature des matières nutritives, indifférente tout à l'heure pour le moteur thermique, incapable de réagir à autre chose qu'à la qualité thermo-chimique ou combustible, devient de la plus grande importance.

Les aliments ne sont pas seulement des sources de chaleur ou plutôt d'énergie mécanique; la manifestation d'énergie calorifique n'est que secondaire pour certains d'entre eux; ce sont des substances réparatrices, *plastiques*, améliorant les parties défectueuses, comblant les vides, fabricant des tissus.

Si, comme cela semble être le cas de certains hydrates de carbone, l'aliment ne joue que le rôle unique d'un producteur d'énergie, il n'est pas moins indispensable qu'il passe par des étages intermédiaires chimiquement et thermo-chimiquement déterminés ; l'énergie productrice de contractions musculaires, l'énergie utilisée dans l'excitation nerveuse ou dans la formation des sécrétions, ont leurs exigences toutes particulières.

L'énergie chimique originelle ne se transforme-t-elle pas ici en énergie mécanique, là en énergie de nature peu déterminée ou peut-être électrique, là enfin en une nouvelle énergie chimique mieux appropriée au milieu qu'elle doit modifier ?

**Chimisme vital**. — Ces quelques remarques font saisir dans toute son étendue la complexité du problème chimique de la vie.

Celle-ci se compose d'une multitude de processus chimiques concourants, et dont chacun réagit précisément sur l'ensemble des autres, alors qu'il est, lui-même, modifié plus ou moins profondément par l'ensemble des réactions des autres processus.

C'est là un problème aussi complexe que l'est en astronomie le problème des actions concourantes et réactionnelles d'un astre sur la multitude des autres astres.

La difficulté ainsi bien exposée, peut-être n'at-on pas fait encore un grand pas vers la solution définitive. On ne peut plus du moins, comme on le faisait jusqu'à ces derniers temps, employer une méthode inconsciente de toutes ces difficultés, et qui, paraissant nous avancer, en réalité nous éloignait du but.

Il vaut mieux avoir parcouru quelques pas sur la bonne voie qu'une étendue considérable sur une fausse piste.

**Méthode histologique.** — Dans tout exposé de faits d'une pareille nature, c'est-à-dire touchant à l'organisme, à la structure et au fonctionnement de ses tissus et de ses organes, **il** y a une méthode d'interprétation des phénomènes qui est opposée à l'esprit de la biochimie : c'est la méthode histologique.

Pendant longtemps, tout en le niant bien **haut** au nom de l'évolution, on a continué de penser tout bas que c'était l'organe qui faisait la fonction, et non point la fonction qui créait et modifiait peu à peu l'organe. C'est une tendance naturelle à l'histologiste de tout limiter à ce qu'il voit, mais d'exagérer l'importance de la trame cellulaire au point de vue fonctionnel en proportion du grossissement imaginaire de son microscope. Tant qu'on a procédé de cette façon, tout fait chimique a dû échapper nécessairement à l'œil de l'observateur le plus exercé.

Une cellule, encore plus une cellule morte, desséchée, transformée par les réactifs fixateurs, ne garde rien de sa fonction véritable dans l'organisme ; fût-elle gonflée des sucs que nous savons maintenant assimilateurs, elle ne décèlera rien de leurs propriétés et de leurs fonctions les plus essentielles. La diagnose chimique directe n'existe pas pour l'œil, même armé du microscope. Une solution de sel ne se distingue pas d'une solution de sucre, même sur le porte-objet ; une autre méthode physique, comme la mesure des pouvoirs rotatoires, si elle permet de distinguer une solution active d'une solution inactive, ne nous autorise nullement à l'étiqueter, et une solution albumineuse concentrée ne se distingue pas d'une solution sucrée lévogyre étendue.

L'histologiste doit renoncer complètement à connaître les différences réelles des substances. Celles mêmes qu'il observe sont les plus sujettes à caution, comme se rapportant à des matières déjà tout à fait modifiées, à des cadavres cellulaires.

Le même reproche ne peut être fait avec la même sûreté aux biochimistes. Il n'est pas tout à fait vrai de dire, que du fait qu'ils travaillent sur des tissus ou liquides provenant d'un corps que nous appelons mort au sens « *médical* » du mot, ils travaillent effectivement sur des organes morts et profondément modifiés. On n'est en effet pas seulement parvenu avec des organes d'animaux broyés et transformés en bouillie ou avec certains sucs végétaux, à imiter des processus vitaux isolés, mais on a établi que seule, la destruction des cellules permet, dans certains cas, la recherche des agents chimiques vitaux qui y sont renfermés, comme les *ferments* ou les *enzymes*.

C'est le cas de la levure de bière, dont le fonctionnement à l'état vital peut paraître maintenant et à bon droit, comme le plus paradoxal.

Les propriétés *colloïdales* des parois tissées d'albuminoïdes, des « *semi-perméables* » permettent heureusement d'expliquer d'une façon simple ce fonctionnement vital de la cellule.

Les corps cristalloïdes formant les solutions sucrées dans lesquelles la cellule baigne ont le pouvoir de traverser intactes les parois colloïdes, et d'aller trouver chez lui l'agent diastasique biochimique. Les phénomènes de *tension osmotique* permettent un roulement, un va et vient ininterrompu entre les molécules sucrées décomposées et celles qui aspirent à l'être. On connaît la preuve de ce fait, fournie par la remarque suggestive que tout l'acide carbonique produit dans l'intérieur vient sourdre, bulle à bulle, le long de la paroi cellulaire et vient de là seulement. La biochimie moderne a donc apporté une méthode complètement nouvelle pour étudier les phénomènes, et particulièrement ceux de la nutrition.

On n'étudie plus comme autrefois telle cavité ayant telle fonction exclusive. Les glandes buccales sécrétant providentiellement, au milieu d'un liquide vaguement acide, l'antique *ptyaline* dont le rôle était de mener à bien la solubilisation des matières amylacées; l'estomac baignant sa redoutable pepsine dans l'acide chlorhydrique, qui dissout instantanément la fibrine; l'intestin qui lui fait suite et dont la réaction chimique, par miracle, change brusquement et devient alcaline, ce qui lui permet à son tour, armé des ressources du suc pancréato-intestinal et de la bile, d'émulsionner la matière grasse : Toutes ces belles légendes sont délaissées.

Dans ces simplistes explications, se trouvait toute la science triomphante d'avant-hier, celle qui ne doutait jamais et ne se trompait pas. Il y avait, au sens biochimique du mot, une bouche, un estomac, un intestin, chacun de ces organes ayant une fonction bien déterminée, immuable. La bouche mastiquait, l'estomac digérait, l'intestin émulsionnait et poussait, l'anus évacuait. Ces détestables et ridicules finalités sont repoussées maintenant bien loin dans le tableau du fonctionnement chimique des organismes.

La méthode d'hier, toute dévouée au microscope, s'occupait au contraire des éléments visibles sous cet instrument, et cherchait à leur attribuer une fonction physiologique déterminée. Ce n'était que pour quelques objets grossiers, trahissant leur importance par des transformations vitales, comme le noyau cellulaire des grains de chlorophylle ou ceux d'amidon, qu'on arrivait à préciser certaines idées. Quant aux éléments plus fins, corpuscules, gouttelettes sans nombre de protoplasmas, leur structure intime, si délicate et invisible, n'offre aucun point d'appui sérieux à de telles considérations. — C'est donc par un tout autre côté qu'il faut aborder la question.

**Etude des fonctions.** — On doit tout d'abord envisager la façon dont se comportent dans leur milieu la cellule et le protoplasma; puis, d'après cette étude de leurs fonctions, établir des hypothèses sur la construction qui permet de telles réactions.

Dans le cas de la nutrition, les fonctions du protoplasme sont essentiellement chimiques; c'est dire que leur étude est aussi de nature exclusivement chimique.

*La fonction nutritive est un ensemble de fonctions.* — Lorsqu'il s'agit de la nutrition des organismes vivants, le problème se pose encore d'une autre façon. Est-ce à dire que, parce que, en biochimie cellulaire, nous reconnaissons à toutes les cellules des fonctions très diverses qui leur permettent de se nourrir, de se reconstituer isolément aux dépens de leur milieu extérieur, on ne peut s'élever, pour l'être compliqué, à un ensemble de fonctions nutritives fortement modalisées? — Assurément, non. Mais il devient difficile de faire autre chose que de distinguer et de mettre en évidence un groupe de cellules présentant une de leurs fonctions développées électivement et anormalement.

**Ferments digestifs. Pepsine.** — Un grand nombre de cellules possèdent l'élément actif du suc gastrique, la pepsine digestive des matières protéïques; certaines cellules en ont une production qui peut s'exagérer considérablement. Ce sont celles-ci dont l'ensemble tapisse l'intérieur de la paroi qui a été dénommée l'estomac. Mais les découvertes récentes ont bien montré, qu'à côté de cette pepsine prédominante, se trouvent encore un certain nombre de ferments qui aident généralement à la nutrition des cellules.

*Trypsine et ferment glycolytique.* — C'est ainsi que l'on retire, de l'intérieur de l'estomac, la *trypsine* ou un ferment analogue réduit provisoirement au silence puisqu'il n'agit qu'en milieu alcalin, la diastase glycolytique, et

toutes les diastases de la salive, etc.; à ne
parler ici que des sécrétions purement physiologiques. On verra, en effet, que celles-ci sont
singulièrement facilitées dans leur tâche assimi-
latrice par tous les ferments sécrétés par ces agré-
gats rudimentaires de cellules, que sont les micro-
organismes, bacilles et microbes. Mais quels que
soient le nombre et la complexité des ferments
préposés par l'organisme à la digestion assimila-
trice, on commettrait une grosse erreur si l'on
pensait que tout le travail s'opère dans ce que
nous avons appelé le tube digestif proprement
dit et ses annexes.

Ce n'est là qu'une transformation préparatoire
et qui n'amène que bien peu des éléments alimentaires à leurs formes d'assimilation, ou, au
contraire, de déchets définitifs.

C'est dans les chylifères et surtout dans la
circulation sanguine que les matériaux alimentaires subissent une dernière toilette chimique.
C'est là aussi que s'opère le classement entre les
corps destinés à être brûlés par oxydation et à
fournir la chaleur animale nécessaire à l'entretien de la vie et les corps tels que les albuminoïdes partiellement peptonisés que le sang, ou

quelque autre sécrétion encore inconnue, agissant avec une rapidité qui dépasse l'imagination, fait rétrograder et revenir à leur complexité primitive.

*Hémoglobine.* — Parmi les nombreux ferments du sang, pour n'en citer qu'un seul, à fonction bien connue, l'hémoglobine, n'est-il pas le premier des agents de nutrition, au sens large et compréhensif que l'on donne à ce mot ? S'il n'a pas toujours été envisagé ainsi, il est, à l'heure actuelle, impossible de ne pas lui attribuer ce rôle biochimique.

**Rôle des ferments.** — Cette façon de concevoir la nutrition des cellules comme s'opérant exclusivement par l'intermédiaire de ferments aussi nombreux qu'il est nécessaire, est encore trop neuve dans la science pour qu'on puisse tabler sur elle, avant de l'avoir parfaitement éclaircie. Il y a peu de temps encore, l'on ne connaissait que les ferments des cavités digestives proprement dites. Mais depuis, nombreux sont les cas où l'on est parvenu à extraire, de l'intérieur des cellules, des *ferments intracellulaires*, et à montrer leur importance dans les processus vitaux et particulièrement ceux de l'assimilation et de l'élimination alimentaires : qu'ils concourent à cette fin directement ou indirectement, de l'accumulation de ces faits s'est dégagée la notion d'une répartition très générale des ferments dans l'organisme. Leurs modes d'action élucidés sont maintenant si multiples qu'on peut avancer qu'il y a, pour chaque réaction chimique vitale nutritive, un ferment approprié et spécifiquement déterminé.

Dans cet ordre de recherches, il reste encore beaucoup à faire, et nous ne sommes que très incomplètement renseignés sur le nombre de ferments qui agissent dans un protoplasma cellulaire déterminé.

F. Hofmeister, dans un exemple où il rapporte les principales fonctions reconnues dès maintenant à l'actif de la cellule hépatique, met en évidence une dizaine de processus, spécifiques différents s'accomplissant en elle. Les ferments qu'on y a caractérisés, sont aussi nombreux, et presque tous peuvent, sans adultération du sens donné au mot nutrition, être considérés comme des ferments nutritifs. C'est une maltase, une sucrase, un ferment protéolytique, un ferment dédoublant des nucléines, une aldéhydase, une laccase, un ferment transformant l'azote fixe des acides amidés en ammoniaque, un fibrine-ferment, une lipase et un ferment analogue à la présure. Ce nombre de dix ferments n'a rien d'absolu et l'on peut supposer dès lors, dans une cellule, l'existence d'un nombre beaucoup plus grand de ferments ayant tous leur exclusive spécificité.

Une difficulté, qui peut sembler sérieuse tout d'abord, se présente dans l'acceptation de cette théorie biochimique de la vie et de ses fonctions. — Si toute réaction chimique vitale est intra-cellulaire — puisque seuls les tissus de sécrétion possèdent la propriété d'exsuder leurs ferments au dehors — il est difficile de concevoir que, dans une cellule dont la grosseur équivaut à peine à la 1000ᵉ partie d'une tête d'épingle, un grand nombre de réactions chimiques puissent se passer côte à côte. Or, on y retrouve les éléments primordiaux de toute réaction chimique. En premier lieu, les réactifs dissolvants actifs, c'est-à-dire les ferments, se trouvent toujours en excès, condition favorable, protégés comme ils sont, contre l'entraînement à l'exté-

rieur, par leur nature colloïde. Les substances à
transporter sont apportées là tout naturellement par le sang ou le liquide qui baigne la
cellule. Et, à chaque instant, les produits de la
réaction traversent à nouveau la paroi, balayés par de nouveaux arrivants; c'est là un
des éléments essentiels des réactions com-
plètes.

La dernière crainte peut être que l'exiguïté
de la cellule ne lui permette pas de contenir les
molécules chimiques apportées. Or, quelque rares
que soient les renseignements que nous possé-
dons sur la grandeur des molécules chimiques,
on peut affirmer que c'est probablement par
millions qu'elles peuvent être contenues à l'intérieur de toute cellule.

Les réactions chimiques cellulaires n'ont donc
rien de plus mystérieux que toute réaction ac-
complie *in vitro*. La nature même de l'action des
ferments est loin de nous être inconnue.
Nombreux déjà sont les *catalysateurs chimiques*, (agents catalytiques, du grec κατα en
présence, λύειν dissoudre), qui sont précisément les
agents actifs de diverses oxydations, hydra-
tations et transformations. Les ferments sont

des *catalysateurs colloïdaux* qui tirent toutes leurs propriétés particulières de leur contexture chimique intime, étant généralement des matières albuminoïdes eux-mêmes.

**Méthode générale d'étude des matériaux alimentaires**. — Les considérations précédentes dictent le plan qu'il faut adopter dans cet ouvrage pour rester conforme à l'esprit de la biochimie moderne. Pour que la nutrition, ensemble des fonctions plastiques et calorifiques des êtres, puisse s'accomplir, il faut lui fournir des éléments empruntés au dehors, qui sont le charbon de la machine simple de tout à l'heure.

Ces éléments portent le nom d'*aliments*. Aucun ou presque aucun d'entre eux ne se présente sous la forme même qui le rend assimilable ou partiellement assimilable dans l'organisme. Tout aliment ingéré doit subir une série de transformations physiques et chimiques le rendant assimilable ou du moins le sectionnant en une portion assimilable et une portion rejetée par les voies d'élimination naturelles. Il y a donc lieu d'étudier :

1° Les aliments en eux-mêmes et la forme pratique où ils sont utilisés dans l'alimentation courante ;

2° Les processus d'assimilation auxquels sont soumis ces aliments dans l'organisme et les lieux privilégiés où ils s'accomplissent ;

3° Les formes assimilables auxquelles arrivent chacun de ces aliments dans l'organisme.

4° En outre, pour ceux qui ne sont que partiellement assimilables, les produits de déchets que rejette l'organisme, formés de la partie de ces aliments dont celui-ci ne veut pas, ou de la forme ultime à laquelle il les a amenés avant de s'en débarrasser.

5° Certains de ces aliments dits *d'épargne*, ou encore *respiratoires*, sont directement combustibles dans l'organisme pour produire la chaleur animale, et ne fournissent que des déchets simples. Un des principaux intérêts de leur étude est d'indiquer la quantité des calories que leur décomposition totale met à la disposition de l'organisme. En cela réside la considération de la valeur *iso-dynamique* des aliments — qui est si utile, ou devrait l'être, à tout médecin instituant un régime alimentaire — parce qu'elle lui permet d'éviter la suralimentation, la surchauffe nuisible de l'organisme.

6° Ces processus et ces formes assimilatrices s'accomplissent exclusivement par l'intermédiaire des ferments sécrétoires ou intra-cellulaires. Il est donc indispensable d'étudier ceux-ci en eux-mêmes et dans leurs modes d'action. L'intérêt pratique d'un pareil examen est des plus vifs. Ces ferments, si mystérieux il y a peu de temps encore, on commence maintenant à les connaître, à les extraire, à les doser. Il n'y a qu'un pas à faire pour les utiliser dans la thérapeutique. Ce pas a été franchi et la levure de bière, ce merveilleux amas de ferments cellulaires, a donné de définitifs résultats dans la furonculose, et de brillantes promesses dans ses applications extérieures. Le praticien saura d'autant mieux employer cet agent dans les cas préconisés, ou même innover et faire preuve d'initiative, qu'il ne sera pas tout à fait ignorantde la nature des ferments, de leurs propriétés et conséquemment de leur action probable dans l'organisme.

7° Certains éléments dits minéraux, destinés à reconstituer les usures minérales, sanguines ou osseuses, semblent ou s'assimiler tels quels, ou, en tout cas, subir des processus dont les agents ne présentent plus le caractère de ferments ou de catalyseurs, mais donnent lieu à des réactions chimiques tout à fait banales, quoique souvent des plus complexes. Ces réactions ne doivent pas être négligées. Leur intérêt pratique est immense, car nous savons maintenant que c'est à la composition minérale des liquides organiques, sérums, sérosités, liquides intra-cellulaires, etc., que peuvent et doivent être attribuées ces variations de tension osmotique, ces modifications de réaction aux indicateurs colorés, qui suffisent souvent à expliquer l'affinité élective de tel ou tel organe, de tel ou tel groupe de cellules pour les matériaux d'une transformation donnée. La pratique médicale rencontre tous les jours l'application de pareilles notions. Citera-t-on les cas de toutes ces théories de la *déminéralisation*, de la *déphosphorisation*, qui ne se peuvent appuyer rationnellement que sur la connaissance des variations de l'organisme en éléments minéraux ; cette connaissance acquise, le total connu, n'est-il pas tout naturel d'essayer de relever jusqu'à la moyenne normale les chiffres trop abaissés? Si, par exemple, l'on conclut, peut-être imprudemment, d'une élimination urinaire exagérée en principes minéraux à un appauvrissement corrélatif du sérum sanguin, on est amené à tenter de rendre à ce liquide physiologique, exactement et au centigramme près, les éléments minéraux qui lui manquent. Or, on ne peut essayer pareille thérapeutique qu'après avoir acquis la connaissance exacte de la nature et des proportions des sels du sang.

Un dernier ordre de faits, qui n'est ni le moins intéressant ni le moins important au point de vue médical, c'est que toute modification pathologique de l'individu entraîne aussi de profondes modifications nutritives et vice-versa. Il en résulte que, dans cet état pathologique, les combustions, les oxydations, le lieu même où ces réactions s'accomplissent peuvent être modifiés, que les ferments peuvent être affaiblis et que, fait capital, le témoin irréfutable de ces modifications, c'est-à-dire l'ensemble des déchets physiologiques, peut être altéré, non seulement dans sa proportion, mais encore et surtout dans sa composition même.

*Importance des déchets et matériaux de désas-
similation.* — La connaissance des déchets physiologiques et pathologiques, envisagés dans
leur nature et leur proportion, est donc indispensable au praticien. Elle constitue à proprement parler, le *pouls chimique* de l'organisme.
L'examen des urines ne doit jamais être négligé :
c'est l'un des facteurs les plus importants du
diagnostic. Bien des signes physiologiques et
pathognomoniques peuvent être trompeurs ou
rester douteux. L'urine, signe chimique, ne
trompe pas. Mais l'étude des produits de déchets
peut être faite de deux façons différentes. Au
praticien, au clinicien, il faut un examen simple,
des méthodes robustes, quoique un peu grossiè-
res, et qui puissent s'effectuer au chevet du malade. Lorsque le médecin veut être renseigné
exactement et découvrir dans l'urine la présence
d'éléments pondéralement peu importants, et en
réalité des plus significatifs, s'il les soupçonne
d'après le processus morbide qu'il a devant les
yeux, il doit se faire du chimiste un auxiliaire
précieux. Ce soupçon, ce doute réfléchi qu'il faudrait voir acquis par tout praticien, n'est possible
que si celui-ci n'est pas trop ignorant de la

composition des déchets normaux ou pathologiques de l'organisme.

INTERPRÉTATION DES FAITS BIOCHIMIQUES. — C'est sur cette éducation du jugement chimique, sur la confrontation incessante que l'on doit faire des données scientifiques avec l'aspect de la réalité, qu'il est nécessaire d'insister particulièrement. Au pur savant manque souvent l'esprit pratique. Il dédaigne quelque peu les résultats tangibles et intéressants que sa découverte peut amener. Tout autre doit être le jugement du biochimiste. Celui-ci doit calculer aussitôt la portée pratique d'une découverte, et son domaine est immense. Dans l'alimentation et la nutrition, infinis sont les exemples qu'on pourrait donner à l'appui de ce dire.

Le suivant tient dans la question actuelle de l'alcool : Des découvertes toutes récentes, corroborant des recherches déjà anciennes, ont montré que l'alcool éthylique pouvait être considéré comme un produit de nutrition normal pour certains de nos tissus ou cellules qui sécrètent des diastases capables de brûler rapidement l'alcool et de le convertir en eau et acide carbonique, en mettant en liberté les calories correspondantes. Il est donc bien vrai de dire, qu'au point de vue scientifique·pur, l'alcool est un aliment pour l'homme et l'animal. C'est la conclusion provisoire tout au moins à laquelle doit se tenir le biochimiste. Mais la question n'est pas si simple. Si l'alcool, au regard de certaines définitions, est ainsi un aliment, au regard d'autres investigations non moins importantes, il constitue un poison, un paralysant des cellules d'une puissance beaucoup plus grande que n'est grand son pouvoir nutritif. Si, dès lors, on veut donner sur la question de l'alcool un jugement synthétique, — on voit quelles sont, même au point de vue de la physiologie et de la biochimie pures, les difficultés qui se présentent. On fausse toujours la vérité, en masquant plus ou moins inconsciemment l'un ou l'autre des aspects de la question, et c'est la constante préoccupation du savant généralisateur de s'efforcer de maintenir le plus grand équilibre entre les diverses théories et les différents faits qu'il veut coordonner ou juxtaposer.

**Conclusion.** — La poursuite de cet esprit

critique et de juste équilibre nous a guidé dans la composition de ce petit ouvrage, et nous nous sommes toujours efforcé de ramener à la jauge pratique les théories ou les recherches en apparence les plus spéculatives. L'intérêt capital de la science et de ses principes est d'être applicables directement, et avec un profit certain, au soulagement de la souffrance ou au progrès du bonheur humain.

# I. — LES PRINCIPES GÉNÉRAUX

## 1. — ÉQUILIBRE ÉNERGÉTIQUE DU CORPS HUMAIN

Equilibre énergétique du corps humain. — Entretien
de cet équilibre. — Méthodes générales de détermination de cet équilibre. — Rations d'entretien. —
Rations de croissance. — Isodynamie alimentaire.


### ÉQUILIBRE ÉNERGÉTIQUE

Au cours de l'introduction précédente on a
pu voir que, quelque compliquée que soit la machine vivante, elle n'en était pas moins, dans
son apparente liberté, soumise aux règles étroites
qui dominent l'énergétique de l'Univers.

Si la notion de pareille sujétion nous semble
toute simple, c'est que nous sommes en mesure
d'en faire la démonstration, mais il n'en a pas
été toujours ainsi.

**Entretien de cet équilibre.** — Quoi qu'il en
soit, l'étude de cette question est importante à
plus d'un titre. Elle a d'abord un grand intérêt

philosophique. La philosophie des sciences, œuvre du XIX<sup>e</sup> siècle, n'a commencé de se constituer qu'à la lueur de ces grands principes généraux. Rien n'est plus fécond que cette mise en évidence de l'indestructibilité et de la transmutation incessante de l'énergie en ses diverses formes qui tombent sous nos sens et s'accordent avec notre raisonnement. Rien aussi n'est, au point de vue social, d'une importance plus capitale que la démonstration de cette nécessité du remplacement incessant de l'énergie d'un peuple ou de ses membres, détruite par le travail, remplacement qui s'effectue en dernière analyse au moyen d'apports d'énergie sous la forme alimentaire. La ration d'entretien, qu'on considère généralement chez l'*individu*, prend ici, à la lueur de ces considérations, le caractère même d'une *ration sociale*, c'est-à-dire due par toute société aux membres qui travaillent pour elle. Le premier devoir d'une agglomération sociale qui veut *vivre* doit donc être d'assurer la *ration quotidienne d'énergie* nécessaire à chacun de ses membres. C'est là ce qu'avait compris confusément, tout en cherchant à le réaliser d'une façon détestable, le gouvernement de 1848 en organisant ses ateliers nationaux, prêts à occuper chacun des citoyens à une besogne quelconque, dont on le rémunérait, soit en argent, soit même en nature, c'est-à-dire en lui fournissant directement son énergie quotidienne nécessaire. C'est là ce que font encore certains dispensaires, qui, surtout en Angleterre, fournissent l'abri et la subsistance alimentaire à tout individu qui les *paie* par son travail.

Cette équivalence des dépenses de l'organisme avec les apports qu'on lui a fournis du dehors, si nous l'avons qualifiée de sèche et stérile au point de vue biochimique exclusif, nous fournit donc, au contraire, des notions et des chiffres du plus grand intérêt socialement parlant. Ce n'est pas là son seul intérêt justificatif. Elle ne présente pas moins d'importance au point de vue médical, pour la résolution de ces problèmes quotidiens que le médecin praticien peut être appelé à traiter : l'établissement des régimes alimentaires dans les cas normaux ou pathologiques. Elle est, nous le verrons plus loin, le cadre, le schéma, l'ossature de tout problème alimentaire.

**Position du problème général.** — Il faut,

pour chercher à résoudre le problème de l'équilibre énergétique du corps humain, l'envisager successivement sous 2 aspects différents :

1° Au point de vue de la conservation des masses ;

2° Au point de vue de la conservation ou de l'équivalence des énergies.

1° **Conservation des masses.** — *Ration d'entretien.* — Si l'on envisage en effet, physiquement et thermodynamiquement, le corps humain comme un système isolé, on constate, d'abord, qu'il y entre des masses, et qu'il en sort des masses. Il est facile, par la comparaison de ces masses ou de leurs poids, à l'entrée et à la sortie, de chercher si elles sont égales. Si nous désignons par A la masse ingérée, par B la masse excrétée, on peut avoir plusieurs cas différents :

Si $B = A$, le corps humain n'a rien retenu ;

Si $B < A$, le corps humain a retenu une masse qui n'est autre, d'après le principe de Lavoisier, que $A - B$. Si nous voulons, à ce premier point de vue, établir un registre exact des dépenses et des recettes de l'organisme, le problème revient à déterminer exactement $A$, $B$, et $A - B$.

1° Détermination de A. — C'est, pour une grande part, la masse alimentaire proprement dite qui a été ingérée. Il n'y a donc aucune difficulté à obtenir sa détermination précise, par des pesées à la balance. Mais la détermination de la deuxième partie de A, qui est la quantité d'oxygène ingérée et fixée par les poumons, va donner lieu aux mêmes difficultés que celle de B lui-même.

2° Détermination de B. — Elle devient beaucoup plus complexe. L'organisme vivant élimine, en effet, suivant une série de processus distincts. Il y a 3 grandes voies excrétoires : La voie *intestinale* par les fèces (excréments), la voie *urinaire* et la voie *respiratoire* (respiration pulmonaire et cutanée). La récolte des 2 premiers groupes de produits d'excrétion n'offre pas, quoique très malaisée, dans ses détails, de difficultés insurmontables. Mais la voie respiratoire, à cause de ses 2 fonctions distinctes, ingestions et excrétions qui s'effectuent par un canal unique, vient compliquer extraordinairement la solution du problème : elle n'est plus abordable qu'avec toutes les ressources de la physique, de la chimie et de la mécanique. Il faut, pour ne faire aucune perte, placer l'organisme en expérience, dans un système absolument clos, isolé du monde extérieur et ne communiquant avec celui-ci que par l'intermédiaire préalable d'appareils enregistreurs, physiques et chimiques, de haute précision.

3° Détermination de (A—B). Enfin (A—B) n'offre aucune difficulté relativement à sa détermination. Ce n'est, d'une part, autre chose que la différence arithmétique donnée par l'expérimentation entre les deux chiffres déterminés comme ci-dessus. Quant au chiffre qui fournit le contrôle définitif de l'expérience et confirme pratiquement le principe, il s'obtient aisément par une pesée totale du corps, aussitôt après et aussitôt avant l'expérimentation. Une expérience bien faite, si le principe de la conservation des masses est exact, doit donner pour les deux chiffres différemment déterminés des nombres sensiblement concordants. C'est en effet le résultat auquel on arrive.

Quelle est la valeur de cette première façon brutale d'envisager l'équilibre des dépenses et recettes de l'organisme? A mesure qu'on a su découvrir et appliquer dans les organismes vivants le principe de la conservation de l'énergie, sous

sa forme exacte, en tenant compte de la transformation réciproque des 3 modes d'énergie
(Lois thermo-chimiques de Berthelot), et aussi
qu'on s'est avancé dans la voie des découvertes
biochimiques, on s'est habitué à mépriser
quelque peu ce premier genre de déterminations,
dans lequel la balance joue le premier rôle.
Il y a là, en fait, une réaction exagérée. — Les
notions, si intéressantes d'autre part, de calo-
rimétrie, de valeur isodynamique des aliments, ont fait perdre de vue les données fondamentales du problème. Toutes les autres méthodes d'estimation de l'énergie ou de la chaleur,
toutes les données nouvelles même qu'apporte
l'analyse biochimique, sont des données *proportionnelles*. Mais il n'en faut pas moins, à la ration
d'entretien ou à la ration minima, une grandeur
absolue dans chaque cas particulier. Les proportions entre les divers genres d'aliments respiratoires ou plastiques étant déterminées par des conditions théoriques ou une expérimentation pratique, le chiffre total auquel doit arriver la
somme de ces aliments ne peut être finalement
donné en valeur absolue que par une détermination du poids des *excreta* par rapport aux *in-*

*gesta*. Cette somme est évidemment différente pour chaque sujet, quoiqu'il s'établisse, pour un certain nombre d'individus placés dans des conditions analogues, une moyenne grossière.

*Ration de croissance.* — Au sujet de la détermination pratique d'une ration d'entretien, on ne doit pas raisonner pour les animaux jeunes et pour les enfants comme dans le cas des adultes. Si l'équilibre doit être constamment rompu en faveur de l'organisme qui se développe et accroît son énergie potentielle, (A—B) n'est plus égal à zéro ; il doit prendre une certaine valeur, fonction de la vitesse du développement de l'enfant, des conditions extérieures dans lesquelles il est placé, de l'énergie de ses divers milieux assimilateurs, etc. La valeur d'un tel coefficient est laissée entièrement à l'appréciation du médecin praticien, et l'on voit à quelles erreurs il est exposé, dans quel arbitraire il peut tomber, s'il ne dispose pas des ressources de l'expérimentation biologique. En fait, la confrontation des poids d'ingesta et d'excreta et du poids du sujet garderait encore une grosse valeur pratique, si on la dépouillait de tout ce qui en fait une expérience de laboratoire, précise, difficile et délicate. L'institution de la pesée comparative quotidienne des ingesta et des excréta, sans en excepter l'eau, serait singulièrement instructive. Quelques médecins pratiquent déjà des méthodes analogues — et il est bon de remarquer que la coutume de peser un malade soumis à un régime, simplification trop grande de l'essai en question mais la seule usitée jusqu'à présent, donne un résultat clinique qui, pour imparfait, n'en est pas moins utile et souvent intéressant.

Force est bien de s'en tenir ici à ces généralités : ce n'est qu'après avoir étudié les aliments, les avoir différenciés et rangés en diverses classes en revenant sur le côté pratique de la question, qu'on verra comment un médecin peut, dans l'établissement d'un régime, se procurer des renseignements sur ces apports et ces éliminations de masses alimentaires chez le sujet qui l'intéresse. Indiquons seulement, dès maintenant, qu'il existe en physiologie des moyens de mesurer à peu près exactement les ingesta d'une part, et de l'autre, de recueillir les excreta tant solides que liquides.

***2° Equilibre du corps humain envisagé au point de vue de la conservation et de l'équivalence des énergies. — Thermochimie alimentaire. — L'équivalence thermo-chimique.*** — Il existe un deuxième moyen d'arriver à la constatation de l'équilibre énergétique de l'organisme. — Il repose sur la notion *d'équivalence thermochimique.* On sait, depuis M. Berthelot, que toute réaction chimique, combustion, ou tout dégagement de chaleur, effectués à l'intérieur de l'organisme, obéit aux deux lois suivantes :

*1° La chaleur dégagée dans une réaction ou un ensemble de réactions (sensible au calorimètre) mesure la somme des travaux tant physiques que chimiques accomplis dans cette réaction ou cet ensemble de réactions.*

*2° Si un organisme peut être conduit par un ou plusieurs cycles de réactions, d'un certain état initial à un certain état final, le travail chimique effectué, c'est-à-dire la chaleur dégagée (sensible au calorimètre) est le même dans tous les cas, et quel que soit l'ordre des réactions.*

Il en résulte que, si l'on mesure toute la chaleur dégagée constamment par un être vivant on a, de ce fait, une mesure des réactions qui s'accomplissent en lui. — Avant tout autre but finaliste qu'on puisse lui attribuer, *la chaleur est un témoin.*

En conséquence, tout corps complexe se décomposant dans l'organisme, tout *aliment* possède une *chaleur de combustion.* — Cette constante exprime, en calories, la quantité théorique de chaleur que peut fournir ce corps en brûlant complètement, c'est-à-dire en s'unissant à l'oxygène à haute température, avec réduction à l'état de corps gazeux, tels que $CO_2$, $H_2O$, Az. C'est bien, du reste, à ces formes simples qu'il est amené dans l'organisme et que celui-ci l'élimine.

Dans cette opération, il y a donc, par molécule du corps alimentaire transformé (1), dégagement d'une quantité de chaleur précisément égale à sa chaleur de combustion.

Si l'équilibre énergétique du corps humain ne varie pas, le calorimètre intérieur dans lequel il est plongé doit recueillir une somme de calories précisément égale à la somme théorique des cha-

(1) On exprime le plus souvent cette chaleur de combustion par le nombre de calories fourni par la combustion complète de un gramme de la substance considérée.

leurs de combustion des éléments de la masse alimentaire qu'on a pu déterminer à l'avance. On voit les conséquences pratiques que l'on peut tirer de l'application de cette méthode.

***Détermination du coefficient d'absorption moyen d'une substance donnée***. — Si une partie aliquote de substance alimentaire passe dans les fèces, et s'élimine finalement intacte de l'organisme, elle ne fournit pas au calorimètre la totalité de sa chaleur de combustion, et l'appareil ne recueille pas les calories correspondant à la décomposition de la partie utilisée; cela permet de calculer la grandeur même de cette portion. On déduit le *coefficient d'absorption moyen* de cette substance, d'un nombre suffisant d'expériences du même genre. C'est ainsi que, par exemple, 1 gr. d'albumine, dégageant théoriquement 4,8 calories, ne fournit, en moyenne, dans son passage à travers l'organisme, que 4,3 calories nettes; le déchet calorifique, provenant de la proportion qui reste dans les fèces, a été évalué à environ 8,11 0/0 de la valeur calorifique totale, ou même, 10 0/0 en chiffres ronds.

***Isodynamie des aliments. Coefficient iso-
dynamique pratique.*** — On voit qu'au regard
du calorimètre, on peut déterminer les quantités
théoriques des différents aliments qui sont capables de *s'équivaloir*. On obtient ainsi une liste
de nombres *proportionnels* aux équivalences
calorimétriques. On peut dire, par exemple,
qu'un gramme d'albumine équivaut à un gramme
d'hydrate de carbone, c'est-à-dire produit dans
sa combustion la même quantité de chaleur que
lui, etc. Cette notion, pour devenir importante
en physiologie nutritive ou en diététique, ne
doit pas rester vraie seulement dans le domaine théorique : Il a été reconnu que l'organisme vivant respecte la loi de l'*isodynamie alimentaire*. Des expériences précises ont montré
que, dans des organismes privés de l'un quelconque des genres d'aliments, les autres aliments ingérés peuvent maintenir la même dépense constante de calories. Ce *remplacement*
s'effectue suivant le *coefficient isodynamique*
théorique avec une remarquable fidélité. *Rübner*
a opéré sur un animal qui effectuait, à jeun,
une certaine dépense de calories; réalimenté ensuite, il conservait *cette dépense constante*. Cet

auteur a pu, en alimentant exclusivement son sujet par des matières azotées, calculer, au moyen du dosage du carbone et de l'azote, ses dépenses en graisse dans les deux cas. Il a reconnu ainsi que l'albumine ingérée diminuait la combustion des graisses de l'organisme, d'une quantité précisément proportionnelle à la valeur isodynamique des aliments.

Cette notion, des plus importantes, a son fondement et sa répercussion pratiques. En fait, dans l'établissement des régimes et des rations, on peut calculer, en toute sûreté, la valeur calorifique totale d'une ration, par l'addition pure et simple des valeurs calorifiques des divers composants de la ration. Le médecin, quand il lui plaît et que l'intérêt du traitement ou toute autre raison l'exige, *peut remplacer un certain poids d'aliments, producteurs d'un certain nombre de calories par un poids différent d'un autre aliment de même nature donnant la même intensité calorifique totale.*

**Valeur chimique des aliments relativement à l'organisme.** — Quelles que soient les difficultés qu'on éprouve à déterminer dans la pratique le poids exact des *ingesta* et des *excreta* — quelque délicates que soient les mesures calorifiques, et la détermination des isodynamies alimentaires, le problème de l'alimentation et la détermination des rations d'entretien et de croissance réduits à ces calculs n'offrent pas de difficultés insurmontables; ils deviennent extraordinairement complexes, au contraire, si l'on tient compte d'un élément qui a été négligé jusqu'ici, à dessein : C'est *l'appréciation de la valeur biochimique des aliments et conséquemment du besoin sélectionné qu'en éprouvent les organismes.*

La solution de ce problème découle de l'étude de la biochimie tout entière : Elle est le véritable post-scriptum de cette science; force est donc de renoncer provisoirement à l'éclaircir. Les considérations sur la ration d'entretien qui vont suivre sont très brèves et se bornent à mettre en lumière les éléments capitaux du problème. Mieux armés pour l'aborder, c'est de sa critique détaillée qu'au dernier chapitre de ce volume on a pu déduire tout un mode opératoire pratique pour l'*établissement* des *régimes d'entretien*, de *croissance*, ou des régimes *patholo-*

*giques* que le praticien peut être appelé à expérimenter ou à ordonner.

## DÉTERMINATION QUALITATIVE DE LA RATION D'ENTRETIEN OU D'ÉQUILIBRE ÉNERGÉTIQUE.

D'après les considérations précédentes, lorsqu'un organisme vivant est parvenu à son complet développement, il lui suffit de subvenir strictement à ses dépenses nécessaires d'énergie. Ses réserves ont été constituées, antérieurement, à l'aide de la *ration dite de croissance;* elles doivent être laissées intactes, et c'est par un apport régulier de combustible fourni à cette machine organisée, que celle-ci doit parer à tous ses besoins énergétiques. Cette quantité de combustible quotidien et nécessaire a reçu le nom de *ration d'entretien.* Sa connaissance complète dépend de deux ordres d'idées différents.

1° **Besoin total d'énergie.** — L'organisme, pour subvenir à ses pertes de chaleur, à ses dépenses par le moyen du travail musculaire, a *besoin* d'un apport total d'énergie déterminé. Cet apport, qui pourrait être mesuré en kilogrammètres ou ergs, unités de force, est exprimé de préférence en calories ; ce sont des unités de chaleur aisément transformables en unités de force, d'une part, et qui, de l'autre, sont l'intermédiaire obligé entre ces dernières et l'énergie chimique des combustibles alimentaires qu'on ne sait exprimer qu'en calories.

2° *Besoin sélectionné*. — L'organisme, pour assurer la régularité de son propre fonctionnement, a *besoin* de quantités fixes et diverses de combustibles spéciaux, qui brûlent d'une façon spéciale, et laissent des produits de déchets différents. Cette détermination *qualitative* de la ration suppose la connaissance des aliments, de leurs processus de transformation et d'assimilation interne, ainsi que de leurs produits de dégradation résiduels. Mais, comme cette distribution qualitative est soumise à la condition majeure, qu'en calculant isodynamiquement cette ration variée, la somme des calories fournies par ses éléments atteigne précisément et ne dépasse pas la somme totale des calories déterminées dans l'examen précédent, on peut laisser provisoirement de côté la solution de ce problème ; et uniquement s'occuper de la détermination des conditions dans lesquelles on peut subvenir au besoin total d'énergie.

**Méthodes de détermination de la ration d'entretien en calories.** — La seule méthode vraiment exacte pour la détermination de cette ration est celle qui consiste à réaliser, artificiellement et par tâtonnements successifs, cet état d'équilibre chez le sujet : La démonstration de cet équilibre a lieu par la concordance exacte entre les ingesta et les excreta. Cette méthode d'équivalence des masses est extrêmement difficile à appliquer. Dans la pratique, on se contente de doser les ingesta en évaluant le carbone et l'azote des aliments ingérés, et les excreta par le carbone et l'azote des fèces, de l'urine et de l'air expiré. Le calcul est fait en le ramenant à la détermination des calories, et en tenant compte du pouvoir calorifique des principaux aliments simples dont la valeur a été admise une fois pour toutes :

$$1 \text{ gr. Alb.} = 4^{cal.}1$$
$$1 \text{ gr. Graisse} = 9^c 5$$
$$1 \text{ gr. Hydrocarb.} = 4^c 1$$

## Exemple d'un équilibre réalisé
## (Ration d'entretien) :

RECETTES

| | En calories : | En poids : |
|---|---|---|
| 135$^{gr}$ Albumine . . . | $135 \times 4{,}1 = 553^c$ | $\begin{cases} Az = & 21^{gr}, 6 \\ C = & 72, 36 \end{cases}$ |
| 140$^{gr}$ Graisses . . . | $140 \times 9{,}5 = 1302^c$ | $C = 107, \quad 1$ |
| 249$^{gr}$ Hydrocarbonés | $249 \times 4{,}1 = 1021^c$ | $C = 99, \quad 8$ |
| | Total $= 2876^c$ | $300^{gr} 86$ |

DÉPENSES

| | |
|---|---|
| par l'Urine . . . . . . . . . . | $\begin{cases} Az = & 19^{gr} 5 \\ C = & 1, 5 \end{cases}$ |
| par excréments. . . . . . . . | $\begin{cases} Az = & 2, 1 \\ C = & 9 \end{cases}$ |
| par respiration. . . . . . . . | $C = 255, 26$ |
| | $300, 86$ |

BALANCE

| | |
|---|---|
| Recettes . . . . . . . | 300, 86 |
| Dépenses. . . . . . . | 300, 86 |
| | 0 |

Dans la pratique, une pareille détermination
présente, il faut se hâter de le dire, des difficultés presque insurmontables. Depuis que des expériences américaines récentes ont doté la science
d'un calorimètre humain extrêmement précis et

sensible, on pourrait cependant déterminer cette ration d'équilibre par tâtonnements, en mesurant la quantité de calories dégagées par 24 heures, et en la rapprochant du chiffre de calories des matériaux alimentaires calculé comme plus haut.

En fait, on peut faire si peu de probabilités sur la grandeur des calories alimentaires et il est tellement illusoire de songer à appliquer des méthodes aussi délicates que, dans la pratique, on s'en remet à la simple observation méthodique.

On a remarqué que, pour un grand nombre d'individus, la ration instinctivement adoptée par eux correspondait à peu près à leur état d'entretien. On en vient ainsi à l'examen du poids du corps et à la vérification de sa constance approximative. Cette constance du poids, chez un adulte sain, est remarquable et se maintient pendant de longues périodes de temps. Il est évident qu'il faut tenir précisément ici un grand compte du temps, et ne pas tirer de conclusions absolues à propos d'expériences portant sur un *laps de temps trop restreint.*

Cliniquement, le médecin, chaque fois qu'il a

un régime alimentaire à prescrire, doit donc, avant de procéder à sa détermination quantitative, faire peser à plusieurs reprises le malade à certains temps d'intervalle, et suivre les indications naturelles que cette détermination lui fournit.

On a proposé, du reste, deux autres méthodes pour la détermination de la ration d'entretien :

**1° *Méthode de la ration surabondante.*** — Elle consiste à fournir à l'organisme une ration surabondante, et à opérer, par les mêmes procédés que plus haut, la comparaison des *ingesta*, et des *excreta*. On détermine ainsi, dans la balance des chiffres, un certain déficit en carbone et azote, que l'on admet être la portion emmagasinée par l'organisme à l'état de réserve. Les réserves de carbone non albuminoïde étant généralement de nature graisseuse, on a tous les éléments pour calculer la quantité d'énergie en *calories* mise ainsi en réserve. Il suffit de la déduire de la somme calorifique de la ration totale fournie, pour obtenir l'énergie calorifique consommée, c'est-à-dire la ration d'entretien cherchée.

L'objection, des plus graves, qu'on peut faire à cette méthode, c'est de supposer *a priori* que tout supplément de ration est emmagasiné par l'organisme, au lieu d'être rejeté au dehors, avec les fèces, à l'état non digéré.

**2° Méthode de détermination des rations d'équilibre par l'alimentation nulle ou insuffisante.** — Cette méthode est très analogue à la précédente. Un individu, soumis au jeûne complet pendant 48 heures, est censé satisfaire à ses besoins énergétiques, pendant les 24 dernières heures, en utilisant ses seules réserves de matières azotées et grasses. On détermine expérimentalement les poids d'azote et de carbone éliminés durant ce temps. Il est facile d'en déduire les quantités respectivement consommées de matière albuminoïde et de graisses, et, par suite, de remonter au nombre total de calories qui étaient indispensables à l'individu, puisqu'il les a dépensées. Un raisonnement analogue s'applique encore au cas de *l'alimentation insuffisante*. L'objection que l'on peut faire à juste titre à ces deux méthodes, est qu'il n'est pas prouvé que l'organisme en inanition ne restreint pas ses dépenses d'énergie en conséquence, et qu'on observe ainsi le véritable besoin de calories.

## DÉTERMINATION DE LA QUANTITÉ D'ÉLÉMENTS BRULÉS DANS UN ORGANISME ET DANS UN TEMPS DONNÉ. — ÉCHANGES GAZEUX RESPIRATOIRES.

La consommation d'oxygène, dans un organisme, n'est nullement proportionnelle à la quantité de ce gaz offerte aux tissus de cet organisme. Elle ne dépend que de la demande cellulaire, c'est-à-dire de l'intensité du travail d'oxydation chimique accompli par ces éléments. Dans ces conditions, il suffit de mesurer, pendant un temps donné, la quantité d'Oxygène fixée par les tissus, pour obtenir un chiffre proportionnel à la formation et à la dépense simultanée de l'énergie dans l'organisme. Ceci n'est vrai que s'il y a consommation d'un aliment *unique*. Mais, à considérer seulement les trois grandes catégories d'aliments, celles-ci exigent, pour leur combustion, des quantités bien différentes d'Oxygène par unité de poids, et dégagent aussi des quantités très inégales d'acide carbonique. La détermination de l'O absorbé ne renseigne donc, ni sur l'énergie détruite, ni sur les proportions quantitatives des aliments détruits, ni sur leur nature chimique propre.

**Quotient respiratoire**. — La connaissance des processus d'oxydation des substances alimentaires, par comparaison avec l'observation du « *quotient respiratoire* », permet cependant de conclure à la nature du combustible brûlé dans nos tissus.

Le quotient respiratoire est le rapport de deux quantités mesurables par une instrumentation précise : D'une part, le volume d'acide carbonique exhalé dans un temps donné, et, de l'autre, le volume d'oxygène absorbé dans le même temps :

$$Q = \frac{CO_2}{O}$$

Or, suivant que $CO_2$ provient de la combustion de telle ou telle matière alimentaire, le poids d'O extérieur qui concourt à cette combustion est plus ou moins considérable ; où il s'ensuit une série de valeurs différentes pour le quotient Q :

*a*) La combustion interne du sucre, du glucose, donne, par exemple, $Q = 1$.

En effet, cette combustion complète s'effectue suivant l'équation :

$$C^6H^{12}O^6 + 6O^2 = 6H^2O + 6CO^2$$
$$12 \text{ v.} \qquad\qquad 12 \text{ v.}$$

d'où :

$$Q = \frac{12^v}{12^v} = 1$$

*b*) Dans la combustion d'une graisse, au contraire, on a : $Q < 1$.

Une pareille oxydation exige un large apport d'O extérieur :

$$C^{51}H^{98}O^6 + 72,5O^2 = 49H^2O + CO^2$$

d'où :

$$Q = \frac{51}{72,5} = 0,7$$

*c*) Pour une dégradation complète de l'albumine, conduisant celle-ci jusqu'à l'ammoniaque, on a aussi $Q < 1$ :

$$C^{240}H^{367}Az^{65}O^{75}S^3 + 255O^2 = 240CO^2 + 93H^2O$$
$$+ 65AzH^3 + SO^4H^2$$

d'où :

$$Q = \frac{240}{255} = 0,94$$

L'expérience confirme nettement ces prévisions pour les aliments *dits respiratoires*, comme les hydrocarbonés et les graisses. — Quoi qu'il en soit, on est en droit de conclure que, si le *quotient respiratoire d'un organisme donné reste constant plusieurs heures, c'est que la nature des combustibles utilisés est restée la même pendant ce temps.* Sous cette réserve, la quantité d'O consommée peut servir de mesure à la combustion, et toute variation rapide de cette quantité sera au compte du facteur nouveau qu'on a fait intervenir — Cette méthode, en somme, permet, au moins théoriquement, l'examen de matériaux alimentaires, mais ne se prête pas facilement à la détermination d'une ration d'équilibre.

Il faut bien remarquer, qu'en réalité, ce quotient respiratoire est des plus variables, même dans un espace de temps très court.

La seule valeur à peu près constante de ce quotient est celle qui, pour un organisme donné, correspond à l'état de jeûne et de vacuité de l'estomac.

**Chaleur animale.** — A cette somme de calories produites par le travail chimique interne de l'organisme, on a donné le nom de chaleur animale. Une portion très minime de ces calories peut être retransformée à l'intérieur même de l'organisme en *travail mécanique* interne, tels que les travaux de frottement des surfaces internes entre elles, les travaux du cœur et de la respiration. Le surplus, qui maintient le corps, l'ensemble des organes et des tissus à une température de 36°-37° cent., propice aux oxydations et fermentations vitales, y est à l'état de chaleur sensible, qui peut être cédée au calorimètre (1).

*Relations entre la déperdition calorifique, la surface du corps et le milieu extérieur.* — Si l'organisme était plongé dans un milieu parfaitement bon conducteur, il ne pourrait maintenir sa chaleur de 37° et se verrait perpétuellement ramené à la température ambiante. L'ensemble de ses réactions chimiques isothermiques ne suffirait pas dès lors à le maintenir à température convenable ; — mais il est placé dans un gaz, l'air,

(1) On retrouve ainsi au calorimètre la presque totalité de la chaleur calculée théoriquement. Les expériences récentes de Rübner présentent, en effet, des quantités de chaleur recueillies au calorimètre, tantôt légèrement supérieures, tantôt un peu inférieures aux quantités théoriques calculées d'après les dépenses de l'organisme, ce qui permet d'attribuer partiellement les écarts aux difficultés et aux erreurs d'expérimentation.

qui est très mauvais conducteur de la chaleur. *Cette quantité perdue par rayonnement et con-ductibilité est exclusivement en relation avec la surface du corps.* Elle lui reste en effet, quel que soit l'âge et les conditions diverses des organismes, très remarquablement proportionnelle : c'est ainsi que par mètre carré de surface, un enfant de 4 k. 03 produisant 368 cal. tot. par **24** heures, en perd **1221**, tandis qu'un homme adulte ou un vieillard de 67 ans en produit **2843** par **24** heures et n'en élimine que **1399** par $m^2$ et **24** h. Il convient de remarquer, au point de vue pratique, que comme la surface d'un enfant est considérablement plus grande par rapport à son poids que dans le cas d'un adulte, il se refroidit beaucoup plus vite et plus facilement que celui-ci. Il faut donc veiller, avec plus de soins, à le munir d'*isolants*, d'anti-déperditeurs calorifiques. En un mot, *le médecin doit veiller à ce que l'on couvre davantage l'enfant qu'une grande personne.*

D'après les chiffres cités plus haut, *l'enfant, proportionnellement à son poids, se refroidit deux fois plus vite que l'homme de 67 ans.* La perte de calories par kilog est de :

Par 24 h.·

Pour l'enfant. . . . . 91ᶜ,3
Pour l'homme de 67 ans . 42ᶜ,4

Ces considérations permettent encore de justifier chez l'enfant une ration, non plus strictement suffisante d'après les données applicables à l'homme, mais légèrement surabondante au regard de celle-ci.

*La valeur absolue* qu'on doit accorder à de pareilles évaluations de la déperdition superficielle des calories, n'est pas, en réalité, très grande, car le rapport du poids à la surface est loin d'être constant pour tout individu. Ce coefficient dépend essentiellement de la *taille, de l'embompoint* ou de la *maigreur* du sujet.

**Résultats.** — Le chiffre moyen résultant d'un certain nombre de déterminations et fixant la valeur de cette dépense superficielle de calories est de *32 à 38 cal.* par *kg* et par *24 h.*

*Perte de calories chez l'enfant.* — La dépense, ainsi qu'on l'a vu plus haut, est beaucoup plus considérable pour l'enfant.

*Chez le vieillard des deux sexes.* — Elle est sensiblement la même que pour l'adulte. Mais comme le poids du vieillard est généralement très inférieur, il s'ensuit que le besoin total de calories est chez lui beaucoup moins grand. La conséquence pratique et clinique est que le médecin, en établissant la *ration d'entretien d'un vieillard*, doit la calculer, de tous points, moins forte que pour un adulte. En un mot, *le vieillard doit moins manger*.

**Dépenses supplémentaires de calories. — *Travail musculaire.* — *Rendement thermique.*** — Les chiffres que nous venons de donner se rapportent exclusivement à l'état de repos. Ils se modifient et s'accroissent considérablement sous diverses influences, dont la plus importante est celle que produit le *travail musculaire*.

L'homme est une machine thermique dont le rendement est excellent et bien supérieur à celui de tous les autres moteurs connus. Ce rendement varie en effet de 1/4 à 1/5, alors que dans les meilleures machines industrielles, 1/8 seulement de l'énergie mise en jeu par le combustible est effectivement recueilli au frein, sous forme de travail mesurable. Il n'en est pas moins vrai, que, dans ces conditions, la répercussion qu'amène un travail relativement minime, sous forme d'accroissement de la consommation des calories, est considérable. Il devient très difficile de donner des chiffres moyens, l'utilisation des calories ne pouvant plus se calculer qu'à l'aide de coefficients spéciaux aux cas donnés et à des individus donnés. Vouloir imposer exactement à un travailleur de la pensée, ou à un ouvrier manuel, sous forme d'une ration immuable, sa dépense stricte en calories d'énergie, — c'est-à-dire en calories utilisées en un travail effectif extérieur d'une nature quelconque, serait pour le médecin une faute, car toute base sérieuse d'appréciation lui manque.

La grandeur du travail à produire, sa nature, la saison, la température du milieu extérieur, le climat qui peut influer directement sur le rendement de la machine thermique animale, l'habileté personnelle et l'adaptation plus ou moins parfaite du travailleur à son métier, sont autant de données que nous ne savons ni mesurer, ni apprécier, et qui viennent rendre illusoire la solution du problème.

Le médecin doit se borner à des *limites maxima et minima* définies grossièrement par certains nombres tirés de moyennes.

*a*) C'est ainsi que, dans le cas d'une dépense d'activité physique correspondant à la vie ordinaire, et en dehors de toute spécialisation de l'homme à un travail où il joue le rôle de moteur, on doit admettre une dépense moyenne de *42 à 46 cal. par kg. et par 24 h.*

*b*) S'il y a *travail mécanique moyen*, (ouvrier ordinaire), cette moyenne s'élève déjà notablement, elle est de *50 cal.* p. kg. et 24 h. Dans un travail mécanique considérable, la dépense peut même monter jusqu'à *70 cal.*

Il est intéressant de rappeler qu'un moteur animé présente cette curieuse particularité que, non fatigué ou mieux exercé, il peut produire une même somme de travail plus économiquement et améliorer son rendement (jusqu'à 35 0/0).

*c*) *Le sommeil* agit par une diminution de consommation des calories, ce qui est dû uniquement à une absence complète de travail musculaire.

*d*) *Le travail intellectuel* agit peu sur la consommation interne des calories. Cela peut tenir à la nature particulière des substances qui doivent, par leur destruction ou leur transformation, jouer un rôle prépondérant dans le processus du travail intellectuel. Elles doivent, par leur absence ou leur destruction exagérée en un laps de temps trop court, nuire à l'assimilation alimentaire et, par suite, empêcher le rechargement continu de l'organisme en énergie calorifique.

*e) Dans un milieu extérieur très froid,* le refroidissement périphérique peut prendre une valeur beaucoup plus considérable. La quantité d'aliments respiratoires nécessaires à la résistance organique devient alors plus considérable; (*Consommation de graisses, huile de foie de morue,* etc.). L'augmentation, pour un lapin nu, dépouillé de sa toison, vis-à-vis du même lapin garni, a été évaluée à près de 100 0/0.

Inversement, un organisme qui vit sous un milieu extérieur très *chaud* ou *torride* voit ses besoins calorifiques *diminuer* sensiblement. La diminution, sur des hommes vivant dans les tropiques, a été évaluée à près de *300 c.* par m. q. de leur surface.

**Proportionnalité de l'assimilation alimentaire aux besoins de l'organisme. —** *La suralimentation.* — Tous les faits précédents et l'expérience directe montrent que l'organisme proportionne ses transformations chimiques ou ses combustions proprement dites à ses propres besoins. A l'état de jeûne, par conséquent, la dépense quotidienne en calories reste très sensiblement la même. Elle est cependant *inférieure* de 7 0 0 en *moyenne.* Ici, moins que pour toute autre question, on n'a d'ailleurs le droit de résoudre absolument le problème. On n'a pas encore réuni tous ses éléments. La digestion est un phénomène extrêmement complexe : Au point de vue chimique, elle peut s'accompagner de tant de variations d'énergies dans un sens ou dans un autre, dont il n'est possible de saisir que la somme, qu'il faut se montrer des plus réservés au sujet de l'action réelle qu'elle peut exercer sur la dépense des calories. Pareille dépense n'a, du reste, été mesurée qu'indirectement, par la consommation correspondante d'Oxygène : Or, *production d'énergie dans la machine* organisée, et *combustion par Oxygène*, sont 2 phénomènes souvent liés d'une façon étroite, mais qui, dans certains cas, ne présentent aucun rapport : La *dégradation* et *l'hydrolyse peptonique* des albumines est un phénomène producteur de chaleur, et qui n'exige cependant aucune intervention ni apport d'Oxygène.

La *conclusion pratique* qui s'impose pour le médecin, à la suite de cette constatation que l'organisme, quelles que soient les richesses énergétiques que l'on met à sa disposition, n'y puise qu'en raison stricte de ses besoins, c'est que la *suralimentation* telle qu'elle a été longtemps comprise, est un non sens, contradictoire à tous les faits physiologiques. Autre chose est une alimentation intégrale et facile, autre chose un gavage inutile et qui encombre pernicieusement la voie intestinale de déchets alimentaires de toute sorte.

———————

## II. — LES ALIMENTS.
## L'ASSIMILATION ET LA DÉSASSIMILATION

### I. — LES ALIMENTS
### GÉNÉRALITÉS. — NOTIONS CHIMIQUES

Le chapitre précédent a montré la nécessité pour l'organisme d'une ration quotidienne de calories, destinées à entretenir son foyer énergétique. Ce but est rempli par l'ingestion régulière d'aliments, mais ceux-ci n'ont pas tous ce rôle unique de producteurs de chaleur. Certains d'entre eux sont destinés aussi à la réparation plastique de l'organisme, à la reconstitution de ses tissus, à la formation des tissus liquides, sang, lymphe, etc.

Ces considérations justifient la division biochimique des aliments en un certain nombre de grandes catégories. Celles-ci correspondent très bien, d'autre part, à une autre division des mêmes aliments, fondée sur leurs propriétés exclusivement chimiques, leurs modes de combustion ou de dégradation sous l'influence des milieux, de la température, et des ferments de l'organisme.

**I$^{re}$ catégorie.** — Dite des aliments *combustibles* ou *respiratoires*. Ces aliments, comme l'indique leur nom, sont le véritable combustible, la houille de l'organisme.

Leurs produits de dégradation, ultimes tout au moins, sont complètement *volatils* et s'évacuent par la voie respiratoire :

En brûlant complètement dans l'organisme, ils sont réduits, en effet, grâce à l'apport d'O actif contenu dans l'oxyhémoglobine du sang, à l'état de $CO_2$ et $H_2O$ : tels par exemple le sucre ou l'alcool :

$$CH_3CH_2OH + 3O_2 = 2CO_2 + 3H_2O$$
$$C_6H_{12}O_6 + 12O = 6CO_2 + 6H_2O$$

Il y a 2 grandes classes, qui se différencient radicalement au point de vue chimique, dans ces aliments de combustion :

1° *Les matières hydrocarbonées;*
2° *Les matières grasses.*

S'ils ne sont pas brûlés immédiatement, ces corps, et surtout les seconds, jouissent de la propriété de s'emmagasiner dans l'organisme à l'état de réserves : Celles-ci peuvent être utilisées dès que le besoin s'en fait sentir. Ces réserves ne sont pas illimitées, mais elles sont variables et peuvent s'accroître dans de très larges limites. On admet aussi que, jusqu'à un certain point, la graisse contribue à la réparation de nos tissus, car ses réserves ne présentent pas le caractère temporaire des réserves d'hydrocarbonés (glycogénie du foie, etc.). Il n'y a pas de corrélation directe entre la quantité quotidienne de ces aliments absorbés ou réservés dans l'organisme, et la quantité, également quotidienne, qu'en détruit le besoin de calories de l'organisme. Ce fait est des plus importants au point de vue médical, car il permet et rend possible l'*engraissement* méthodique. Il suffit, pour faire grossir un individu en lui faisant gagner du poids, d'augmenter plus ou moins considérablement sa ration quotidienne en hydrocarbonés ou en graisses. Inversement, l'amaigrissement s'opère en portant la réduction de ration sur ces deux genres d'aliment, et en forçant ainsi l'organisme à diminuer de poids, en consommant ses propres réserves.

**IIe Catégorie — Aliments plastiques, musculaires, réparatoires.** — Ce sont les *matières azotées* qui jouent exclusivement ce rôle. Leurs modes d'assimilation et de consommation sont soumis à des règles beaucoup plus complexes et plus délicates que celles qui sont adaptées aux classes d'aliments dont il a été parlé ci-dessus. Une loi expérimentale, dont la nécessité et la généralité ont été constatées d'une façon définitive, démontre la nécessité et la persistance de l'équilibre dit « *azoté* ». Cette loi se traduit dans la pratique par ce fait que, quel que soit l'apport de matériaux azotés faits quotidiennement à l'organisme et élaboré par celui-ci, et s'il est en bon état de fonctionnement, l'élimination par les divers *excréta* des déchets azotés correspond à une quantité égale d'azote. L'organisme en fonctionnement régulier ne peut, et, par conséquent, ne doit chercher à faire aucun *gain supplémentaire* d'azote. Au point de vue médical et thérapeutique spécialement, l'importance de cette notion apparaît comme capitale ; — entre autres déductions intéressantes, elle fixe et limite dans un cadre étroit la légitimité de la *suralimentation*, tout au moins azotée.

Seul l'organisme, qui vient par suite de maladies, de jeûne, ou de privations, — de souffrir dans son équilibre azoté, et de subir une véritable désintégration musculaire et cellulaire, peut et doit, par une suralimentation (vis-à-vis de sa ration habituelle) en azote, réparer le plus rapidement possible ses pertes et remonter à sa teneur primitive ou désirable en azote. L'expérience prouve, au reste, qu'il en est bien ainsi, et tant que la teneur azotée de l'organisme n'est pas redevenue normale, la loi physiologique de l'équilibre azoté reste en défaut : *La recette l'emporte sur la dépense* — il y a *engraissement azoté*. Lorsque l'organisme est revenu dans ses conditions normales, si la ration azotée réparatrice est plus élevée que la normale, aussitôt l'équilibre azoté se rétablit : au point de vue pratique, le clinicien s'en aperçoit encore, aidé du chimiste, grâce à la détermination de l'azote total des divers excréments.

**III. Aliments minéraux**. — Ce sont l'eau et les divers sels minéraux — chlorures, phosphates de sodium, potassium, calcium, magnésium, fer, etc. — qui ne sont pas moins indispensables que l'albumine et la graisse à la réparation des pertes de l'organisme. Si on leur a souvent contesté le nom d'aliments, c'est que la définition de ce mot avait été prise dans un sens trop restreint. Ils revêtent, en effet, au point de vue de leur introduction régulière et quotidienne dans l'organisme, le même caractère de nécessité absolue que les aliments organiques. Bien mieux, ils aident et contribuent manifestement à l'édification de la charpente osseuse, et à la réparation, par synthèse incessante de composés phosphorés physiologiques, des pertes régulières et considérables que subissent, au point de vue de ces corps, les centres nerveux ou les organes dont le fonctionnement se rattache à celui de l'activité musculaire.

L'eau elle-même ne contribue pas seulement à l'établissement de cet immense Bain-Marie de l'organisme, nécessaire à l'accomplissement des multiples réactions nutritives, elle joue aussi un rôle chimique proprement dit, dans la dégradation des matières albuminoïdes, s'effectuant par *hydrolyse*, sous l'influence des divers ferments.

**L'oxygène.** — Dans les aliments minéraux,

aussi, doit être compris l'*Oxygène* atmosphérique ingéré régulièrement par les poumons. Celui-ci se fixe quantitativement sur les tissus organisés, et si cette position est transitoire sur l'hémoglobine, transformée en oxy-hémoglobine instable, elle devient définitive dans les combustions ou les échanges intra-cellulaires.

**IV. Les condiments.** — Ils constituent une variété d'aliments dont le rôle n'est pas très bien élucidé, mais ne laisse pas que d'être fort intéressant. Cet intérêt n'a fait que croître depuis quelques années, et surtout depuis que Pawlow a confirmé et bien mis en lumière, par sa belle expérimentation, le rôle apéritif de certains sucs de viandes, ou de certaines décoctions de celles-ci, qui leur enlèvent des principes sapides, odorants, plus ou moins irritants pour les muqueuses ; ces substances, en tout cas, semblent jouer un rôle préparateur des plus importants pour la digestion des autres matières.

## LES MATIÈRES HYDROCARBONÉES.

**Généralités.** — Les matières hydrocarbonées sont des corps ternaires, c'est-à-dire composés de carbone, hydrogène et oxygène. Ils répondent généralement à la condition que sur chaque atome de carbone constitutif de ces corps est fixée une molécule d'eau. Leur formule générale est donc :

$$C^n(H^2O)^n$$

En physiologie, on fait cependant rentrer dans la même catégorie, à cause de leur façon identique de se comporter dans l'organisme, les *alcools* et en particulier l'alcool *éthylique*, dont les expériences nouvelles viennent de démontrer à nouveau le rôle alimentaire.

L'importance de ces matériaux hydrocarbonés est considérable. C'est, en effet, dans une proportion énorme, souvent plus de 80 0/0, que les hydrates de carbone entrent dans les matières alimentaires complexes offertes à l'organisme. Les *céréales*, le *froment*, le *seigle*, etc., sont formés pour la majeure partie d'amidon qui est un hydrate de carbone. Il en est de même des *légumineuses*, comme les pois, les haricots, les fèves, etc. On voit, qu'au point de vue de la pratique médicale, la prescription d'un régime hydrocarboné s'effectue par la consommation de céréales ou produits à bases de céréales, de légumineuses ou encore de pomme de terre, qui est la source la plus riche d'amidon ou de fécule. Il s'ensuit qu'à un pareil régime on donne le nom de *régime des féculents*, ce nom ayant été réservé aux aliments riches en amidon.

**Les sucres.** — De nature chimique plus ou moins compliquée, ils sont cependant des produits de simplification et de dédoublement des amidons.

L'intermédiaire entre ces deux séries de termes, au point de vue de la complication moléculaire, sont les *dextrines*.

*La dextrine.* — C'est un amidon soluble. L'étude faite un peu plus loin des méthodes de dégradation et d'assimilation progressive des hydrocarbonés et féculents dans l'organisme montre, qu'en fait, la dextrine est un intermédiaire obligatoire. Pour épargner à des organes digestifs malades une trop grande fatigue, il est tout indiqué de substituer partiellement, dans le régime hydrocarboné, la dextrine ou amidon soluble et cuit, à l'amidon cru. Dans la pratique, cela correspond à la nécessité imposée au patient de n'absorber son pain, (le pain usuel est très riche en amidon, mais ne contient qu'une petite proportion de dextrine), qu'après l'avoir fait griller ; par suite de cette torréfaction, la teneur en dextrine de la surface ou de la croûte s'élève sensiblement. (On peut aussi conseiller l'usage des *biscottes*, soit sèches, soit trempées dans les potages).

*Sucres proprement dits.* Les types les plus simples des hydrocarbonés, au point de vue moléculaire, sont les *sucres*. Ceux-ci deviennent des *alcools* par une oxydation légère, et, au point de vue chimique, se divisent en 2 groupes distincts : les *aldoses* et les *cétoses*. Les représentants de ces deux catégories peuvent présenter des complexités moléculaires plus ou moins grandes. Si l'on prend comme type le sucre qui a une chaîne de 6 atomes de C, dont le représentant le plus connu est le glucose $C^6H^{12}O^6$, on peut conventionnellement représenter sa formule dans l'espace par le schéma constitutif suivant (Fischer) :

$$OH - C - C - C - C - C - C = O$$

Le lévulose au contraire est une *cétose* :

$$CH^2OH - (CHOH)^3 - CO - CH^2OH$$

***Sucres complexes. — Polysaccharides.*** — Les sucres plus complexes de l'alimentation, comme les *polyoses* ou polysaccharides sont des combinaisons de ces molécules simples entre elles, effectuées avec élimination d'un certain nombre de molécules d'eau toujours égal à $(n-1)$, si $n$ est le nombre des molécules réagissantes. C'est ainsi que le *saccharose* ou sucre de canne est un *biose* formé d'une molécule de *d.* glucose copulée avec une molécule de lévulose, autre sucre à 6 atomes de C, avec élimination d'une molécule d'eau :

$$\text{Saccharose} = C^{12}H^{22}O^{11} = 2C^6H^{12}O^6 - H^2O$$

Ces notions nous font comprendre dès maintenant, pourquoi on ne trouve, dans le sang ou les liquides de transformation alimentaire intra-organique, que du glucose. Cela tient au rôle des ferments hydratants. Le sucre de canne ou les polysaccharides plus complexes de l'alimentation donnent ainsi primitivement, par addition d'eau, du glucose et du lévulose. Cette transformation s'effectue par rencontre dans le tube digestif d'un ferment la sucrase, sur lequel on reviendra ultérieurement, et qui a pour fonction de trans-former les polyoses en glucose ou lévulose. Il est probable que ce dernier est transformé lui-même en glucose par l'intervention d'une enzyme en-core inconnue.

Il est intéressant et curieux de remarquer, au point de vue de l'assimilation des matières ali-mentaires ternaires, que *leur véritable forme as-similable est celle de la molécule à 6 atomes de Carbone ou un multiple de 6* (glucose, saccharose, etc.) *ou de 3 pour les matériaux se produisant au cours de l'assimilation*, (acide lactique). S'il existe en effet des germes ou des ferments pour presque tous les sucres ou les matériaux hydro-carbonés — on ne les rencontre pas ou très rarement dans les organismes. — Il faut remarquer cependant l'étonnante facilité avec laquelle les cellules élémentaires ou les organismes inférieurs s'adaptent aux conditions de milieu et de vie qui leur semblent d'abord les plus désavantageuses.

Il est certaines végétations et moisissures, qui, non contentes de résister, au formol, antiseptique puissant, modifient leurs ferments alimentaires de telle sorte que si on les laisse exclusivement dans une atmosphère de formol, ce sucre élémentaire devient pour elles un aliment qu'elles décomposent en produisant de la chaleur et en lui retirant le Carbone nécessaire à leur entretien.

En résumé, parmi les diverses classes d'hydrates de Carbone on utilise au point de vue alimentaire :

1° **Les hexoses.** — Les plus importants de ces sucres sont :

*a)* Le *Glucose* ou dextrose, que l'on rencontre en immense majorité dans tous les fruits sucrés, ou les fruits, tubercules, céréales, légumineuses ayant subi une préfermentation qui a transformé l'amidon de leurs réserves ;

*b*) Le *Lévulose* qu'on rencontre mélangé au glucose dans des circonstances identiques.

*c*) Le *Galactose* qui résulte pratiquement du dédoublement du *lactose* ou sucre du lait.

2° **Les bioses**, parmi lesquels le *saccharose*, sucre de canne, le *lactose*, sucre de lait, sont ceux qui se rencontrent journellement dans l'alimentation banale. Le *maltose* est beaucoup plus rare dans les matières alimentaires proprement dites. Sa très grande importance provient de ce qu'il est fabriqué par les ferments de l'organisme dédoublant les amylacés, et qu'il apparaît ainsi en quantité importante, d'une façon normale, bien que transitoire, dans le canal digestif.

3° Les **amylo-dextrines, dextrines** et **amidons.** — Quel que soit l'ordre de complication croissante de leurs molécules, elles proviennent toujours, en dernière analyse, de la molécule mère $C^6H^{12}O^6$. Leur importance est capitale dans l'alimentation, car c'est sous cette forme que sont absorbés les 5/6 des matériaux hydrocarbonés nécessaires à l'organisme.

Il y a, entre l'amidon cru et la dextrine proprement dite, une série de termes de passage dont l'étude et la connaissance sont des plus intéressantes au point de vue alimentaire.

*On reviendra sur ces considérations à propos du pain, de sa cuisson, du pain rassis et du pain frais, de leur digestibilité comparée*, et de celle du pain *rôti* et de la *croûte*. Il y a là pour le médecin, au point de vue de l'établissement des régimes et de la réglementation des doses de pain, une série de questions pratiques d'un intérêt majeur.

4° **Les gommes, mucilages, matières pectiques, etc.** — Elles sont fort mal connues ou même tout à fait inconnues au point de vue chimique, et ne jouent qu'un rôle négligeable, mais *effectif* dans l'alimentation. Il n'est pas inutile, au point de vue médical, de savoir que les gommes, pâtes, etc., outre leur rôle mécanique d'adoucissants de l'arrière-gorge et du pharynx, ne sont pas seulement inoffensives pour l'estomac, mais sont susceptibles d'y jouer leur mince rôle alimentaire.

5° **Les celluloses** sont la matière constitutive

du tissu ligneux. Ce sont les plus complexes des hydrates de carbone digestibles. On peut remarquer qu'elles jouent, dans le règne végétal, le même rôle plastique et de soutien qui est assigné aux albuminoïdes dans les organismes animaux. Quoi qu'il en soit, la cellulose n'est pas digestible, ou extraordinairement peu ; il est plus juste de dire qu'elle n'est guère dédoublable par les ferments humains, car elle constitue un élément capital de la nutrition des herbivores. De son mode de dégradation, on ne sait rien, ou fort peu de chose, et sa réduction au type simple des *hexoses* dans l'estomac du ruminant n'est encore qu'hypothétique.

**Alcools**, etc. — Les alcools, et en particulier l'alcool *éthylique*, semblent bien devoir être, comme les autres hydrates de carbone, des corps combustibles dans l'organisme, c'est-à-dire susceptibles de jouer un rôle alimentaire. Mais il n'y a, en réalité, aucune expérimentation sérieuse réalisée sur les alcools dits *supérieurs* ou sur les alcools *polyvalents*.

**Glycogène**. — Il existe enfin une matière sucrée que nous n'absorbons que très rarement et en quantité infime par voie alimentaire. C'est le glycogène. Celui-ci est, par contre, d'une importance capitale dans le mécanisme de la réserve des hydrocarbonés ; c'est, on le verra ultérieurement, la seule forme stable, tout au moins dans certaines conditions, des matériaux hydrocarbonés dans l'organisme.

## 2. — DÉGRADATION ET TRANSFORMATION DES MATÉRIAUX HYDROCARBONÉS DANS L'ORGANISME

Formes assimilables. — Formes stables. — Processus de combustion et d'élimination. — Ferments et leur rôle.

Cette attribution de la première place à l'étude des transformations des hydrocarbonés dans l'organisme se justifie aisément. Leur cas est, relativement, le plus simple, pour deux raisons différentes :

1º Ils fournissent un minimum de formes stables qui se réduisent au *glucose* et surtout au *glycogène* du foie.

2º Concurremment avec les matières grasses,

ils sont, en dernière analyse, ou brûlés complètement en donnant des produits volatils, ou, au
contraire, accumulés en réserve, mais ne fournissent jamais de produits de déchets solubles s'éli-
minant par le liquide urinaire (1).


### 1. — FORMES ASSIMILABLES

Un seul hydrate de carbone existe à l'état
naturel, sous une forme directement assimilable,
c'est-à-dire telle qu'elle puisse passer dans le
sang, y persister plus ou moins longtemps, et
être, ou transformée par lui directement, ou
portée par lui dans l'intimité des cellules. Celles-ci
achèvent, grâce à leurs ferments propres, cette
dégradation productrice de calories, c'est-à-dire
d'énergie : ce corps, à forme assimilable, est le
*glucose* $C^6H^{12}O^6$, dont on a vu la contexture chimique. Au point de vue de son apport pratique
dans les rations alimentaires, le glucose est
extrêmement répandu. Un grand nombre de
fruits à maturation en renferment des quantités

(1) Tout au moins ces produits sont-ils très peu nom
breux et encore peu connus.

importantes. Certaines *confitures* industrielles sont faites à base de glucose, pour suppléer le *saccharose*. Ces produits peuvent être considérés comme excellents à condition que le glucose introduit soit pur (1).

Tous les autres hydrates de carbone alimentaires, *bioses divers*, *saccharoses* ou *lactoses*, ou *cétoses* comme le *lévulose*, subissent l'action fermentative qui peut être relativement simple ou complexe, suivant que la forme chimique du corps en travail s'écarte plus ou moins du glucose.

*Formes organiquement assimilables.* — La véritable forme assimilable de l'hydrate de carbone dans l'organisme est donc : le *glucose*.

C'est lui, du reste, point très intéressant pour les médecins, que l'on retrouve dans tous les liquides réducteurs de l'organisme (Dans le li-

(1) Un exemple récent et des plus curieux d'intoxication par emploi de glucose impur a été fourni par certaines bières anglaises. L'usage de celles-ci amenant à la longue de véritables empoisonnements, on s'aperçut, en faisant une enquête approfondie, que ces bières étaient faites avec du glucose impur provenant d'hydrolyses d'amidons au moyen d'un acide sulfurique contenant des proportions notables d'acide arsénieux. Les consommateurs étaient frappés d'intoxications arsenicales plus ou moins graves.

quide céphalo-rachidien, par exemple, d'après des analyses toutes récentes) :

Le *cycle évolutif* des matières hydrocarbonées dans l'organisme est relativement simple : Le voici, schématiquement reproduit :

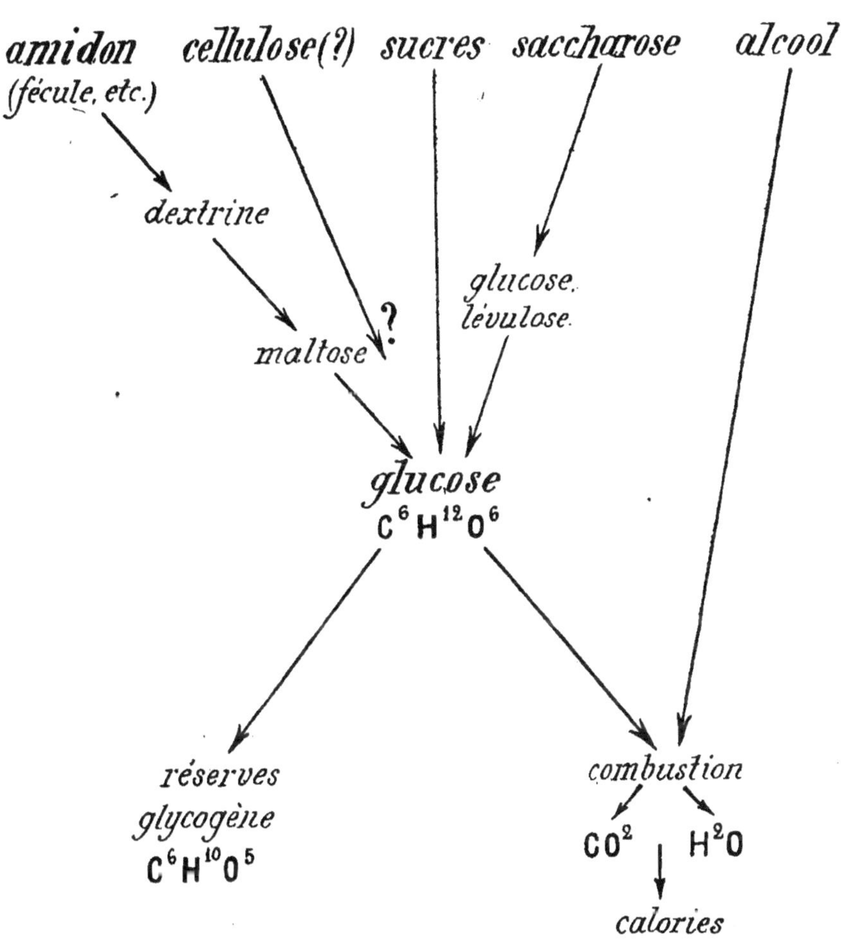


Toute la première partie de ces transformations ayant pour but d'amener la matière hydrocarbonée alimentaire à l'état de glucose, s'effectue dans l'ensemble des opérations comprises sous le nom de *digestion*, et qui ont pour siège les organes digestifs : Bouche, estomac, intestins. La fabrication du glucose effectuée, celui-ci est aussitôt et intégralement déversé dans le sang soit directement, veine porte, ou par l'intermédiaire de la lymphe, (canal thoracique).

Cette première série d'opérations est relativement bien connue ; mais sur la deuxième, il règne encore la plus profonde obscurité, et l'on retrouvera ce même fait dans le cas des aliments albuminoïdes ou gras. Tout l'effort des chercheurs a porté sur la *dégradation* des matériaux alimentaires, c'est-à-dire sur la *digestion grossière et apparente* ; — mais l'étude des phénomènes de réparation des mêmes matériaux, en vue de leur adaptation plastique, a été des plus négligée. On sait cependant que ce problème a la connexité la plus étroite avec une question capitale : l'étude de la *fonction glycogénique du foie*.

L'étude successive et succincte de ces deux séries connexes de phénomènes s'impose ; il est indispensable au médecin de savoir dans quelle portion de l'organisme s'accomplit pratiquement telle ou telle série d'entre eux, de connaître leur importance au point de vue pratique, et celle des déductions à faire.

**1° Dégradation des amidons.** — Les amidons tiennent, en fait, la plus grande place dans l'alimentation hydrocarbonée. En effet, la teneur des farines, (farines du froment, du riz, de l'orge, du maïs, en un mot des diverses céréales), varie entre 60 et 80 0/0 d'amidon. On sait quelle place tiennent ces produits dans l'alimentation journalière de l'adulte ou de l'enfant. La *pomme de terre*, « le pain du pauvre », est composée à peu près exclusivement de fécule, c'est-à-dire d'amidon. Celui-ci est de source uniquement végétale. Les organismes animaux ne contiennent jamais d'amidon. L'amidon cru, qui se présente sous la forme de sphérules ou de grains de diverses formes dans les cellules végétales, est tout à fait insoluble dans l'eau ; (Exp. de la farine malaxée sous un filet d'eau). Si on le traite quelques instants par l'eau bouillante, il se solubilise partiellement en donnant un *empois* qui peut se prendre en gelée par le refroidissement. Dans ces deux états, l'amidon est reconnaissable à la faveur de la *réaction dite de l'iodure d'amidon*. Une solution aqueuse d'iode bleuit par son mélange avec l'empois, ou son contact avec les sphérules d'amidon. Il suffit donc, pour reconnaître la présence de l'amidon dans un mélange ou résidu alimentaire quelconque, d'y provoquer la coloration bleue caractéristique *in vitro*, ou de l'observer sous l'oculaire du microscope.

**Solubilisation.** — La première transformation de l'amidon qui doit être opérée dans l'organisme d'après le schéma de dégradation ci-dessus, est la mutation en *dextrine*. Les aliments hydrocarbonés sont, dans la pratique, présentés à l'état cuit, c'est-à-dire que l'amidon qu'ils contiennent est sous forme d'empois; (soupes, potages aux pâtes, soufflés, pains, etc...). Cet état facilite beaucoup la transformation première en dextrine, mais il n'est pas indispensable.

***Ferments amylolytiques.*** — La dégradation

de l'amidon en dextrine se produit effectivement par l'intermédiaire d'un ferment organique qu'on dénomme l'*amylase*. Cette diastase ou enzyme, comme Duclaux l'a reconnu, est susceptible d'attaquer l'amidon cru et de le dissoudre en l'amenant à l'état de dextrine. Au point de vue chimique, cette réaction consiste probablement en une simplification, une dépolymérisation de la molécule de l'amidon.

Il est utile de faire remarquer, que si la coutume de cuire les amidons ou fécules avant leur consommation est bonne au point de vue de la dissolution et conséquemment de l'attaque facile par la diastase, elle est défectueuse en ce sens, que l'ébullition tue la diastase qui accompagne toujours ces céréales, plantes, ou légumineuses. C'est ainsi qu'on a trouvé cette diastase dans l'orge germé, l'avoine, le blé, le maïs, le riz en germination et les tubercules de pomme de terre. Elle existe dans les feuilles et les jeunes pousses, et Kjeldahl l'a décelée dans l'orge non germé lui-même. On la trouve encore dans les graines et les embryons de céréales ou de graminées. Ce sont ces remarques qui ont, au point de vue pratique et thérapeutique, amené la mise en vente de *pro-*

*duits* et *farines dits diastasées*, c'est-à-dire d'un aliment contenant son propre ferment digestif.

**Fermentations physiologiques.** —Quoi qu'il en soit, l'organisme lui-même sécrète, physiologiquement, des quantités suffisantes *d'amylase* pour assurer la dissolution des hydrocarbonés introduits.

*La bouche*, première cavité destinée à assurer l'accomplissement des phénomènes nutritifs, ne joue aucun rôle appréciable dans la dissolution de l'amidon. Claude Bernard avait déjà trouvé que la salive parotidienne est *inactive* ainsi que celle des glandes sous-linguales et sous-maxillaires. Duclaux admet maintenant que les glandes buccales sont également inactives et qu'il n'existe pas dans la bouche de sécrétion physiologique réelle de diastase. La bouche étant un puissant foyer microbien, et ceux-ci pouvant être d'actifs sécréteurs d'amylase, la petite quantité trouvée, qui joue d'ailleurs un rôle négligeable, ne peut provenir que de ces derniers.

*Estomac.* — Le rôle de *l'estomac*, avec ses liquides diastasiques, contenant surtout de la pepsine, ne semble jouer également qu'un rôle négligeable, au point de vue physiologique, dans la transformation de l'amidon en dextrine. S'il y a dégradation plus ou moins sensible de l'amidon dans cet organe, c'est encore aux micro-organismes et à leurs réactions qu'il convient de l'attribuer. L'aspergillus niger, le penicillium glaucum, le bacille du charbon, celui de Koch, le bacillus subtilis, etc. peuvent attaquer l'amidon et l'amener jusqu'au terme glucose.

Lorsque, sous des influences, sur la nature biochimique desquelles nous reviendrons à propos de la digestion albuminoïde, la masse de l'amidon cru ou de l'empois passe dans l'intestin, elle se trouve immédiatement dans un milieu actif susceptible de la transformer. Le suc *pancréatique* et le suc *intestinal* sont deux agents amylolytiques des plus actifs, et la bile, à ce point de vue, renforce encore l'action du suc pancréatique. Le *foie* des céphalopodes, entre autres, sécrète une grande quantité d'amylase.

Mais, dans l'intestin, l'amylase ne se trouve jamais à l'état de pureté; ce que l'on rencontre, en réalité, est un mélange de diastases capables de conduire directement l'amidon jusqu'au glucose, terme ultime de sa dégradation digestive provisoire. A cet effet, le suc pancréatique et le suc intestinal renferment 1° la *dextrinase* qui est l'enzyme susceptible de conduire la dextrine au maltose par un nouveau dédoublement hydratant.

2° La *maltase*, qui transforme le maltose, par hydratation, en deux sucres simples ou monoses, c'est-à-dire **2** molécules de glucose.

En réalité, il est de la plus grande difficulté de séparer ces diverses enzymes et de montrer actuéllement leurs actions diverses et particulières. Dans la pratique, le terme d'amylase désigne un ensemble plus ou moins actif de ces ferments, susceptible de mener l'amidon jusqu'au terme glucose. Cette *diastase complexe*, si abondante dans la sécrétion du pancréas, est particulièrement active à la température du corps humain, 37°, et son action ne commence à décroître que vers 45°. Elle ne peut agir aussi qu'en milieu neutre, ou plutôt très légèrement alcalin, ce qui est le cas du liquide de l'intestin.

La presque totalité des matériaux hydrocarbonés alimentaires subit donc là une transformation complète en glucose.

Mais s'il en échappait une partie qui vînt se déverser dans le sang, elle achèverait de se dégrader dans celui-ci, car Magendie et Cl. Bernard ont montré qu'il existe normalement dans le sang, une *diastase saccharifiant l'amidon*. Béchamp en avait trouvé aussi dans l'urine et le rein, — mais ici il ne s'agit pas sans doute de sécrétions physiologiques normales ; — ce sont de simples excrétions, dont la quantité est essentiellement variable avec le genre de nourriture.

Il est bon de savoir, au point de vue des régimes, qu'une très petite quantité d'acide 0,03 à 0,05 0/00 gêne déjà le ferment et que 0,15 0/0 le paralyse complètement. L'alimentation ne doit donc pas être acide, si l'on veut que la dégradation amidonnée s'effectue convenablement. On ne doit pas, non plus, mêler au bol alimentaire des sels acides, des carbonates alcalins, des sels à réaction alcaline, sauf peut-être cependant les bicarbonates de soude et de potasse.

*L'alcool*, enfin, et par conséquent le *vin*, les *apéritifs* et *les liqueurs* paralysent complètement l'action de la diastase. L'action de l'alcool est déjà extrêmement puissante à la concentration de 23° centésimaux.

*Ferments cellulaires.* — Ce sont les glandes et cellules du canal dit « digestif » qui possèdent, au plus haut point, tout au moins pour l'intestin et ses annexes, la propriété de dégrader les amidons en les simplifiant, et de les hydrater à l'état de glucose. Mais il existe, dans presque toutes les cellules de l'organisme, une diastase ou un mélange d'enzymes susceptibles d'amener les amidons à la forme ultime et assimilable du glucose.

**2° Dégradation ou transformation du glucose, glycogénie et glycogène.** — Le glucose, s'il est une forme de passage nécessaire pour les hydrocarbonés dans l'organisme, est essentiellement *transitoire*. Ce sucre est, en effet, brûlé directement dans l'organisme, pour la plus grande part, et pour une petite portion mis en réserve dans la glande hépatique sous la forme chimique de *glycogène.*

Ces transformations nous restent encore complètement inconnues dans leur mécanisme. On ne peut saisir que leurs termes finaux.

Le glucose étant combiné totalement, comme l'analyse quantitative des produits de la respiration et la détermination du quotient respiratoire le prouvent, cette dégradation biochimique s'effectue nécessairement par une oxydation :

$$C^6H^{12}O^6 + 12O = 6CO^2 + 6H^2O$$

Le ferment qui aide à cette transformation est donc *du groupe des oxydases.*

**Mode d'absorption des matériaux sucrés.**— La *digestion* et *l'absorption consécutive* des matériaux sucrés glucosiques qui en résultent, s'effectuent dans l'intestin, non par les chylifères, mais par les capillaires sanguins. La proportion détruite dans le chyle, reste sensiblement constante après une digestion, et elle augmente, au contraire, considérablement dans le sang de la veine porte. C'est celle-ci qui laisse au foie une partie du glucose : ce dernier, grâce à une diastase déshydratante probablement contenue dans cet organe, s'y transforme en glycogène, forme stable, qu'une diastase inverse du même organe vient redissoudre et remettre en circulation sous la forme du glucose. Celui-ci est comburé dans l'intimité des cellules de l'organisme que baigne le sang. C'est l'oxyhémoglobine qui, soit directement en se transformant à l'état d'hémoglobine réduite, soit par l'intermédiaire d'une diastase, ou en présence de toute substance susceptible de jouer le rôle de ferment catalytique, cède finalement, pour cette combustion l'Oxygène qu'elle a pris à l'air extérieur, en communiquant avec lui par l'intermédiaire du réseau capillaire du poumon.

Quoi qu'il en soit, l'acide carbonique produit dans ces combustions est fixé par le sang, soit à l'état de combinaison instable, soit à l'état de dissolution, grâce à la pression qui règne dans le système sanguin. Il se forme ainsi des bi et même des polycarbonates acides, qui se détruisent au niveau du poumon, par suite de la diminution de pression, et laissent échapper la majeure partie de leur acide carbonique.

Quant à l'eau produite dans cette dégradation ultime du glucose, elle échappe à toute analyse et toute recherche. L'organisme est un bain d'eau, auquel cette eau chimiquement produite vient se mélanger. Cependant, la mesure de l'évaporation régulière par les poumons et la surface extérieure pourrait, en vertu du principe de la persistance de l'équilibre organique, donner une indication approximative sur la grandeur de cette production.

**Glycogène.** — C'est le foie, qui, grâce à une de ses nombreuses enzymes, retient au passage, en le déshydratant, une certaine quantité de glucose, qui se fixe à l'état de réserve, sous la forme stable de glycogène. Mais ces réserves ne sont jamais très nombreuses et la fonction glycogénique apparaît plutôt comme un mécanisme de régulation qui permet de dispenser régulièrement, et non plus par à-coups digestifs, au sang, et par là à l'intimité cellulaire, tout le glucose retransformé. Le sang, en effet, apparaît, de plus en plus, mieux comme un agent de transport et de circulation, que comme un agent chimique puissant de digestion et de transformation.

## 3° Dégradations accessoires et anormales des hydrocarbonés dans l'organisme. —

*Rôle des micro-organismes.* — On a décrit le mode de dégradation, d'assimilation ou de combustion finale des matières hydrocarbonées dans les organismes fonctionnant normalement : le processus physiologique se borne à cette série de phénomènes, mais on sait maintenant combien est importante et régulière *l'ingérence des micro-organismes* dans le tube digestif. Ceux-ci sont susceptibles de jouer un rôle utile dans les phénomènes d'assimilation. C'est ainsi qu'il est probable que ce sont les micro-organismes de la cavité buccale qui commencent la dissolution et l'attaque des hydrocarbonés. Par contre, un certain nombre de ces micro-organismes sécrètent des diastases d'une nature toute particulière, non physiologique ; celles-ci sont susceptibles de faire dévier la marche normale de la transformation des matériaux amylacés. C'est ainsi qu'elles peuvent provoquer des fermentations, de nature soit acétique, formique, butyrique ou lactique, qui s'accompagnent corrélativement d'un abondant dégagement d'acide carbonique et d'hydrogène.

*Les micro-organismes* sont, dans un estomac normal, impuissants à faire triompher ces fermentations, car ils se trouvent dans un milieu beaucoup trop acide grâce à l'acide chlorhydrique du suc gastrique, qui les paralyse presque complètement. Mais, dans les états pathologiques

où cette acidité diminue considérablement, ces
mêmes fermentations peuvent s'établir et pros-
pérer.

**Méthodes d'appréciation des fermentations
digestives.** — C'est là une question de pratique
capitale pour le clinicien. Les fermentations
anormales donnant lieu à la formation d'acides
plus ou moins nauséabonds, provoquent une
odeur souvent repoussante de la cavité buccale.
Il y a donc lieu, lorsqu'on observe pareil phénomène, de faire un *diagnostic* de *quasi-équation*
et de conclure à un *affaiblissement des qualités
de sécrétion physiologique de l'estomac.* Au point
de vue pratique, il en résulte une *thérapeutique
d'équation,* qui doit toujours être confirmée et
légitimée à l'avance par un examen des propriétés du suc gastrique sécrété par l'estomac et
surtout un examen de ses qualités digestives. On
y procède en faisant effectuer une demi-digestion
stomacale qui est évacuée au moyen de la
sonde. L'analyse chimique peut révéler, non
seulement la présence des éléments résultant de
fermentations anormales, mais encore et surtout
l'absence des éléments physiologiques suscep-

tibles de s'opposer normalement à cette ingérence microbienne. Il devient possible de chercher à remédier au résultat de cet *affaiblissement, quant à la digestion*, par l'apport artificiel des substances en défaut, en particulier de l'acide chlorhydrique. Il reste bien évident qu'une pareille médication, toute symptomatique, ne dispense en aucune façon de remédier, d'une façon plus générale, à l'état pathologique, en cherchant à rendre, par une thérapeutique convenable, la *tonicité* qui manque à l'organe affaibli ; on peut l'obliger ainsi à sécréter, à nouveau, ses ferments ou ses acides physiologiques.

Les gaz de *renvoi stomacal* sont, par conséquent, l'indice d'une altération des éléments digestifs stomacaux. Tout au contraire, les *gaz stercoraux*, en quantité exagérée, décèlent une sécrétion anormalement affaiblie des liquides digestifs et physiologiques intestinaux. L'ingérence des microbes dans la digestion intestinale, si elle est constante, ne doit, en effet, et sous aucun prétexte, devenir prépondérante ; cette transformation des aliments, poussée beaucoup plus loin par les microbes, qui réduisent les albuminoïdes à l'état d'élément gazeux, soustrait la majeure partie de ceux-ci à leur rôle physiologique. La présence de l'hydrogène sulfuré en grande quantité dans ces gaz intestinaux est la preuve irréfutable de l'ingérence exagérée des microbes transformateurs des albuminoïdes, puisque le soufre ne peut provenir que de ces derniers éléments. Au point de vue pratique, le remède à un pareil état est de pratiquer l'antisepsie artificielle intestinale, puisque la sécrétion physiologique elle-même n'est plus capable de jouer le rôle de stérilisateur (1).

DÉGRADATION DES MATÉRIAUX SUCRÉS PROPREMENT DITS. — Le processus de dégradation des matières sucrées proprement dites est plus simple que celui des hydrocarbonés.

**Glucose**. —S'il s'agit du glucose, il n'y a aucun processus, car on a vu que c'était la forme assimilable elle-même à laquelle devaient parvenir tous les hydrates de carbone. Mais bon nombre d'aliments contiennent d'autres sucres

(1) Ce remède doit être lui-même appliqué avec la plus grande modération, car les substances antisep tiques sont souvent des paralysants des ferments physiologiques, et leur emploi peut aller contre le but visé.

qui sont absorbés quotidiennement. C'est ainsi que le lait contient le *lactose* ou sucre de lait qui est un biose. Sous l'influence du ferment appelé *lactase*, qui se trouve abondamment dans les divers sucs mélangés de l'intestin, il se dédouble en donnant une molécule de glucose et une autre de galactose qui est également un sucre en $C^6$. Finalement, il est impossible de retrouver des traces de ce galactose dans l'organisme, et il est nécessaire d'admettre qu'un ferment, non encore isolé, le réduit en dernier lieu à l'état de glucose. Le sucre de cannes ou de betteraves est également inverti par la sucrase, ferment intestinal et du foie, en donnant une molécule de glucose et une de lévulose qui doit subir la même isomérisation glycosogène.

**Alcools.** — Ce sont les seuls matériaux alimentaires hydrocarbonés, qui ne passent pas dans l'organisme par l'état intermédiaire du glucose, tout au moins pour les premiers termes. Les termes élevés de cette classe n'ont, du reste, pas été étudiés comme aliments, et on ignore les diverses phases de leur dégradation organique.

L'ALCOOL ORDINAIRE, on le sait depuis long-

temps, est brûlé totalement dans l'organisme
avec formation de déchets exclusivement volatils : $CO_2$ et $H_2O$. Mais, à côté de ses propriétés
alimentaires et énergétiques, il possède des inconvénients très graves, capables de masquer ses
qualités ; on doit donc pratiquement, sinon s'abstenir de l'introduire dans une ration alimentaire,
du moins l'y faire figurer seulement pour une part
minime.

GLYCÉRINE. — Il y a un alcool polyvalent,
la glycérine

$$CH_2OH\ CHOH\ CH_2OH$$

qui est dégradée dans l'organisme jusqu'à combustion totale. Elle joue ainsi un rôle alimentaire
intéressant, mais dont le mécanisme n'a pas
été très bien élucidé. Il n'est cependant possible
d'en méconnaître ni l'intérêt ni l'importance ; la
glycérine est le constituant essentiel et indispensable de toute graisse, et le premier stade de la
dégradation dans l'organisme de pareils composés est leur saponification par un ferment avec
mise en liberté de glycérine et d'acides gras.
L'introduction de 80 gr. de graisses dans un ré
gime correspond à 9-10 gr. de glycérine quotidiennement brûlés.

## 3. — LE RÉGIME DES HYDROCARBONÉS ET DES FÉCULENTS. - INDICATIONS ET CONTRE-INDICATIONS GÉNÉRALES.

Réalisation pratique. — Sources avantageuses d'amylacés et d'hydrates de carbone. — Cellulose. — Pain. — Biscuits. — Biscottes. — Croûte. — Mie. -- Formes culinaires. — Soupes. — Farines et aliments diastasés.

La destinée des hydrates de carbone et l'histoire élémentaire de leurs dégradations organiques ainsi esquissée et résumée, il se pose, au sujet de l'application et de l'usage pratique du régime des hydrocarbonés, une série de questions du plus haut intérêt, telles que la détermination de leurs sources pratiques, de leur abondance et de leur prix de revient. Il est capital, pour le praticien qui ordonne un régime, et qui doit quotidiennement ou fréquemment s'assurer de ses effets, le modifier légèrement, le varier pour le rendre agréable au malade, de savoir, avec une grande sûreté, quelles sont, d'une part, les équivalences alimentaires, et, de l'autre, la facilité avec laquelle on peut se procurer ou réaliser telle ou telle de ces équivalences. Les prix moyens des substances ordonnées sont aussi fort intéressants à connaître. Le médecin doit, avant tout, quand il s'agit de régime pratique, de « diététique appliquée », être un chimiste cuisinier, et ne pas ignorer plus qu'un pharmacien ne fait des incompatibilités pharmaceutiques, les *incompatibilités*, les irréductibilités *culinaires*.

SOURCES ET PRIX DES AMYLACÉS ET DES

HYDRATES DE CARBONE

Les sources générales d'amylacées sont les céréales et les légumineuses.

**Céréales.** — La teneur des céréales en amidon et fécule varie entre la limite inférieure moyenne de 57-58 0/0, pour l'avoine et la limite supérieure de 77-77,5 0/0 pour le riz, qui est l'aliment féculent le plus riche, sous le plus petit volume et le moindre poids.

On emploie le plus généralement les céréales sous forme de *farines* préparées à l'avance par la mouture mécanique. Ce procédé perfectionné tend à diminuer la teneur en albumine des aliments complexes et n'est peut-être pas le meilleur sous tous les rapports. Mais il fournit des produits très *concentrés en fécule* et, à mesure qu'on prescrit une farine plus blanche, on concentre de ce fait l'alimentation en fécule. La *farine fleur de froment* renferme environ 70 0/0 à 75 0/0 de son poids de fécule pure. La farine grossière ou celle de seigle en renferme 4 à 5 0/0 de moins.

**Divers modes d'ingestion.** — La forme pratique d'introduction de ces farines de céréales ou ces fécules plus ou moins pures dans l'alimentation, réside, en premier lieu, dans le *pain*. On utilise surtout, dans ce but, les *farines de froment et de seigle*, et aussi le *gruau* d'orge, *d'avoine* ou de *millet*.

Cependant les farines fines, les gruaux, les fécules, etc., peuvent subir diverses préparations qui permettent de les utiliser autrement qu'à l'état de pain. L'orge *perlé* ou le froment perlé (graines dépouillées de leurs enveloppes); les grains ou perles de *tapioca* (fécules de manioc), les divers *gruaux* (orge, avoine), assaisonnés et condimentés d'une manière convenable (par les extraits de viande, le lait, le beurre, etc.), peuvent être utilisés avec grand profit sous forme de soupe et de potages. Grâce à la solubilisation de leur fécule, et à sa transformation partielle en termes chimiques de passage entre l'amidon et la dextrine, ces aliments sont prêts à une assimilation aisée. Ils sont particulièrement recommandables pour l'alimentation de l'enfance, et même de la petite enfance, comme aliments de *transition*, entre une nourriture liquide, telle que le lait, et la nourriture hydrocarbonée usuelle sous la forme de pain.

*Farines composées*. — Les diverses farines *lactées*, dont quelques-unes constituent des aliments recommandables et composés avec soin, ne sont autre chose que des fécules dosées et condimentées. On a tenté aussi, pour les rendre plus facilement assimilables, de leur adjoindre leurs *propres enzymes digestives*, la diastase végétale de Payen et Persoz, et la diastase du malt. C'est ainsi que la spécialité prépare des farines et des aliments *diastasés*.

Le pain. — Dans l'alimentation usuelle, le pain représente le mode quantitativement le plus important, pour l'introduction de la ration hydrocarbonée. Quelquefois, en effet, dans la classe ouvrière, le pain représente jusqu'à près des 3/4 de la totalité des principes nutritifs solides ingérés quotidiennement.

*Le pain* n'est pas un produit homogène et il ne représente pas une forme extrèmement assimilable des hydrates de carbone. L'intérieur, c'est-à-dire la *mie*, n'a subi, par action du four, qu'une température de 70-75°; celle-ci n'a transformé la fécule qu'à l'état d'un amidon particulièrement peu soluble, et peu propre, en conséquence, à l'attaque des sucs digestifs. La croûte seule, vu la haute température du four, 240-250°, a subi une transformation notable en dextrine soluble très assimilable.

Si l'on veut faire, du pain, une source d'hydro-carbonés très assimilables et épargner aux sucs de l'organisme un travail considérable, on doit se conformer à la pratique du *grillage* du pain qui tend à transformer toute la masse en une substance analogue à la croûte.

La teneur moyenne du pain en hydrates de carbone varie entre 50 et 55 0/0. La teneur en fécules est d'autant plus élevée que le pain est dit plus *riche*, c'est-à-dire a été fabriqué avec une farine « *fleur* ».

Il faut signaler enfin que, sous diverses formes, surtout à l'étranger, le *maïs* et le *riz* constituent des nourritures extrêmement répandues (*polenta*, soupes au riz, riz au lait, etc.).

—————

**Légumineuses**. — Les *légumineuses* constituent la deuxième grande source d'hydrates de carbone. Elles renferment, en moyenne, environ 50 0/0 de ces derniers.

Les *légumineuses* principales et les plus importantes au point de vue alimentaire sont : les haricots, les pois, petits pois, lentilles, fèves, etc.

C'est encore sous forme de *soupes*, plus ou moins concentrées — *purées*, etc. — que l'assimilation s'opère le mieux.

Le grand inconvénient que présentent les légumineuses est d'absorber une très forte quantité d'eau dans leur préparation. Pour préparer, par exemple, 300 gr. de petits pois en purée, il faut y adjoindre plus d'un litre d'eau, quantité qui, sous forme de soupe plus claire, est portée à près de 2 litres. Un autre inconvénient des légumineuses est l'enveloppe cellulosique indigestible qui recouvre complètement chacune de leurs graines. Il est nécessaire de « passer » les purées de légumineuses. Depuis quelque temps, on a lancé aussi sur le marché des légumineuses toutes décortiquées, et en conséquence d'assimilation plus aisée.

**Racines et tubercules**. — Ils constituent la troisième source des hydrates de carbone, et comprennent les *carottes, navets*, et surtout la *pomme de terre* qui est le plus important d'entre eux. Cependant cette dernière est une source médiocre d'hydrates de carbone et, somme toute, peu économique.

Pour 100 grammes, en effet, la pomme de terre contient 75 gr. 5 d'eau et 20 gr. 6 seulement d'hydrate de carbone ou fécule. En comptant un prix moyen de 0 fr. 15 le kilog. pour ce tubercule, on voit que le kilog. de fécule y revient approximativement à 0 fr. 75. Il ne revient qu'à 0 fr. 80 et 0 fr. 90 environ dans les légumineuses, en y faisant abstraction de tous les autres produits alimentaires précieux qu'elles renferment.

La pomme de terre, au contraire, ne renferme que de la fécule, et n'a que de très petites quantités d'albumine.

La pomme de terre est assez mal digérée dans l'intestin. Sa fermentation y devient rapidement acide, probablement sous l'influence de la digestion microbienne, pour qui la pomme de terre est un excellent milieu de culture. La quantité de matières fécales évacuées, dans un régime riche en ce tubercule, est relativement très considérable. Ces fèces sont molles et très aqueuses (85 0/0 d'eau), leur réaction est acide et leur odeur repoussante. Elles séjournent peu dans l'intestin, ce qui facilite le défaut d'absorption.

La meilleure façon d'absorber la pomme de terre est encore de l'écraser sous forme de *purée*. Elle provoque ainsi beaucoup moins de diarrhée et possède un coefficient d'assimilation plus élevé.

**Légumes, racines, herbes, salades.** — Ils ne renferment que de la cellulose comme hydrates de carbone, c'est dire qu'ils ne servent guère à la nutrition humaine. A cause de leur richesse en eau, et de leur faiblesse en principes alimentaires de tous ordres, ils doivent être surtout considérés comme des condiments; (*Rai-*

*fort, radis, céleri, choux-fleurs, choux vert* ou *blanc, épinards, petits pois verts, asperges, salades, concombres,* etc.).

**Sucres.** — Les sucres alimentaires se composent surtout du *glucose* et du *saccharose*. Ils ont même valeur au point de vue de la dégradation combustible. — Certains autres sucres, comme le *lactose* du lait, constituent aussi un élément important de la nourriture sucrée.

Il en est de même du *maltose*, sucre qu'on peut rencontrer dans la consommation d'un certain nombre de fruits.

## COEFFICIENT D'ASSIMILATION PRATIQUE DES MATIÈRES HYDROCARBONÉES.

***Digestibilité in vitro et intra-organique.*** — Les hydrates de carbone sont les substances alimentaires les plus rapidement et les plus complètement assimilables : mais il est bien certain que, suivant la forme sous laquelle on les présente à l'organisme, ou les associations qu'on leur impose, leur coefficient de digestibilité est plus ou moins modifié dans un sens ou dans l'autre : suivant leur nature propre aussi, et leur forme physique, ils disparaissent plus ou moins rapidement dans le canal digestif.

LES DIVERS SUCRES tiennent la tête avec un coefficient de digestibilité qui est pour ainsi dire $= 1$; c'est-à-diré, qu'ingéré même en quantité relativement très considérable, le sucre, aliment pur et concentré sous un petit volume, ayant de plus à fournir un minimum de transformations organiques pour arriver à l'état assimilable, est absorbé presque intégralement. On n'en retrouve jamais, sauf à l'état de traces, dans les fèces : à l'état normal la voie d'excrétion liquide présente aussi pour le sucre une imperméabilité remarquable.

Dans les *associations alimentaires*, le sucre conserve cette aptitude remarquable à la combustion organique.

Dans *le lait*, par exemple, où les hydrocarbonés sont représentés par le lactose, le degré d'absorption est de 100 0/0.

Ce degré d'absorption pour les fécules reste également très élevé dans le pain blanc, au voisinage de 99 0/0. Dans le macaroni, le maïs, le riz, la purée de pois, il oscille également entre 96 et 99 0/0. Dans la pomme de terre, le coefficient, quoique élevé, descend à 92 0/0.

Dans les associations alimentaires, le degré de digestibilité ne descend pas au-dessous de 90 à 91 0/0. Dans le pain associé au lait et au beurre, il reste au voisinage de 99 0/0.

## VALEUR DES HYDROCARBONÉS DANS L'ALIMENTATION

### Régimes d'engraissement, de gavage et de travail musculaire

La valeur pratique des hydrocarbonés dans l'alimentation doit être envisagée à deux points de vue *distincts* :

1° *Le coût relatif de ces aliments* ;

2° *Leur importance relative dans l'établissement de la ration journalière*, en vue de couvrir le besoin de carbone.

**Coût des aliments hydrocarbonés.** — *Au point de vue économique*, les hydrocarbonés tiennent incontestablement le premier rang parmi les substances alimentaires. Les diverses farines, fécules, etc. sont des produits d'un coût minime. Leur goût est suffisamment agréable pour qu'elles concourent, dans une grosse part, à l'alimentation journalière. Mais, s'il est possible de satisfaire au besoin de carbone par les substances hydrocarbonées, il devient difficile de donner, par cet apport exclusif, la quotité de la ration calorifique journalière moyenne.

**Régime normal d'hydrocarbonés.** — On a vu précédemment, que 1 gr. de matières hydrocarbonées dégageait 4,1 calories pratiques dans sa combustion organique : couvrir la ration calorifique moyenne par cette consommation seule, exige l'ingestion journalière de près de 600 gr. d'hydrocarbonés. Le volume d'une pareille nourriture est beaucoup trop considérable ; 500 gr. d'hydrates de carbone représentent déjà, dans la nourriture habituelle, 830 gr. de pain, ou 2$^k$ 250 de pommes de terre, ou 2150 gr. de pois cuits, etc. Le volume correspondant des fèces devient également énorme. Celles-ci sont molles, gonflées d'eau, elles en renferment souvent jusqu'à 85-90 0/0.

Toutes ces raisons font que, malgré l'économie qui en résulte, l'apport des hydrates de carbone dans la nourriture n'est pas illimité. Ils doivent laisser non couverte une partie du besoin de carbone.

**Régime forcé**. — *Leur usage exagéré* devient tout indiqué dans les cas où il y a lieu de rechercher, sinon une *suralimentation*, du moins un *engraissement méthodique* ou *un gavage*. Dans ce cas, leur apport très large à côté des graisses et des hydrates de carbone permet à ceux-ci de remplir uniquement leur rôle plastique et de se fixer sur le tissu vivant en augmentant son poids et la masse totale de l'individu.

Dans tous ces cas spéciaux, il est bien entendu que la *graisse* doit être aussi fournie très largement. Il y a, en effet, un rapport normal, dans une alimentation mixte d'hydrates de carbone et de graisses, entre les quantités respectives de ces éléments nécessairement brûlées dans l'organisme pour assurer sa calorification totale. En un mot, l'emmagasinement de graisse, son épargne par l'usure hydrocarbonée, ne commence qu'au-dessus d'un certain minimum consommé.

Ce rapport, qui n'a pas été déterminé physio-logiquement d'une façon très précise, ne doit cependant pas s'abaisser au-dessous de 1 pour 6.

**Propriétés thérapeutiques du régime hy-drocarboné**. — *Le volume* de l'alimentation féculente, celui de ses résidus sous forme de fèces, leur contexture mécanique et physique, donnent au régime hydrocarboné la pré-cieuse valeur d'un *régime laxatif* et *anti-cons-tipant*. Il est intéressant, à ce propos, de rappe-ler l'action *mécanique* que l'on a attribuée à la *cellulose* de certains légumes ou céréales, qui, non digérées et dépassant de toutes parts les fèces, joue le rôle d'un balai de l'intestin. A certaines huiles, et à certains principes extractifs contenus dans les céréales, on a également attribué des propriétés laxatives.

**Régime sucré**. — *Travail musculaire et surmenage physique*. — *Les sucres*, hydrates de carbone concentrés, et aliments purs débarrassés de toute partie non digestible, jouent encore, dans l'alimentation, un rôle tout particulier. Déjà recommandables à doses importantes dans la nourriture ordinaire, ils deviennent de précieux éléments du régime de *travail musculaire* ou de *surmenage physique*. Ces formes d'activité consomment, en effet, des quantités d'énergie beaucoup plus considérables qu'à l'état de repos organique. Il s'ensuit qu'il y a nécessité de fournir le combustible, véritable équivalent calorifique, sous la forme la plus réduite possible et laissant aussi le moins de résidus. *Les sucres*, aliments déjà dégradés et brûlant avec une extrême facilité et entièrement dans l'organisme, comblent parfaitement ces desiderata. Les essais faits dans le sens d'une ration sucrée spéciale pour le travail musculaire, dans les armées de divers pays, (cas de soldats soumis aux épreuves d'une longue marche), sont concluants, et déjà l'armée allemande l'a adoptée comme aliment réglementaire. Le nouveau régime fiscal des sucres, qui fait maintenant de ces derniers un aliment plus abordable, permet également de vulgariser ce précieux aliment, qui semble pouvoir, en tous points, remplacer *l'alcool* dans les applications où l'on croyait, bien à tort, que celui-ci rendait des services, en surchauffant l'organisme un temps très court.

Nous signalons cette substitution avantageuse, sans revenir encore sur la question de l'alcool qui a été déjà abordée plus haut.

GRAISSES

Les *graisses* sont des corps ternaires composés de carbone, oxygène et hydrogène. Elles comportent, par atome de Carbone de leur squelette, une quantité beaucoup moindre d'Hydrogène et d'Oxygène, qui ne s'y trouvent plus dans les proportions des éléments de l'eau.

Au point de vue *chimique*, les graisses physiologiques, c'est-à-dire existant dans l'alimentation réelle et les matériaux qui y concourent, se divisent en 2 classes :

1° *Les acides gras;*

2° *Les graisses proprement dites.*


1° **Acides gras.** — Ce sont des corps de la série aliphatique qui ont pour formule générale: $C^nH^{2n}O^2$. C'est ainsi que l'acide acétique, l'un des premiers des acides gras, a pour formule :

$$C^2H^4O^2 = CH^3-COOH$$

tandis que *l'acide stéarique*, corps à haut poids moléculaire, en est un simple homologue :

$$C^{18}H^{36}O^2 = CH^3—(CH^2)^{16}—COOH$$

**2° Graisses proprement dites** : Ce sont des éthers de la glycérine formés par union de ce dernier alcool avec les acides gras précédents.

*La glycérine* étant un alcool triatomique, ou trivalent :

$$CH^2OH — CHOH — CH^2OH$$

il s'ensuit qu'il peut y avoir plusieurs classes de ces corps correspondant à des degrés d'éthérification différents. On sait qu'un éther se forme par l'union d'une fonction acide avec une fonction alcool, s'effectuant avec élimination d'une molécule d'eau :

$$\underbrace{R.CH^2OH}_{alcool}+\underbrace{R'—COOH}_{acide}=\underbrace{R'—CO—O—CH^2—R}_{éther}+\underbrace{H^2O}_{eau}$$

Si l'on envisage la molécule de la glycérine, celle-ci peut être unie avec une seule molécule d'acide, ou 2, ou enfin 3 molécules. Le *glycéride type*, et du reste le plus répandu dans la nature et les graisses alimentaires, est le *triglycé-ride* :

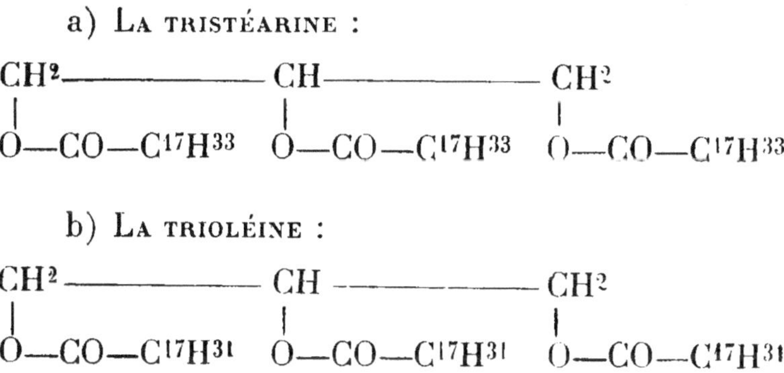

Parmi ces *triglycérides les plus usuels*, on peut citer les constituants principaux du suif de bœuf, de mouton, du lard, de la panne :

a) La tristéarine :

b) La trioléine :

**Propriétés générales.** — Comme les *hydrates de carbone* (et à l'inverse des sucres), les graisses sont généralement tout à fait insolubles dans l'eau. Mais elles ne possèdent pas le pouvoir de se dissoudre en s'hydrolysant à chaud, ou au bout d'un temps plus ou moins long. Les acides gras eux-mêmes, sauf les premiers termes de la série, sont également insolubles dans l'eau. Ils ne sont solubles que dans les solutions alcalines. Il en résulte que le processus nécessaire de dégradation d'une graisse dans l'organisme doit être une saponification, c'est-à-dire une hydrolyse à l'aide d'un ferment spécial, et une solubilisation subséquente, (ce qui explique la présence de petites quantités de savons dans le chyle, le sang, etc.).

Les *graisses* et leurs succédanés les *acides gras*, sont des corps qui fondent facilement. On en utilise, cependant, dans l'alimentation, dont le point de fusion est situé vers 48-50° (suif de mouton). Les graisses à point de fusion *plus élevé* ne peuvent plus servir pratiquement à l'alimentation (*blanc de baleine, cire*, etc., car on les retrouve à 10-15 0/0 près dans les matières fécales).

**Graisses phosphorées. Lécithines.** — Il existe aussi des glycérides d'une nature toute particulière, et où deux fonctions alcooliques seulement de la glycérine sont éthérifiées par des groupements gras. La troisième fonction est éthérifiée par un acide minéral, l'acide phosphorique : Celui-ci, grâce à sa tribasicité, conserve une fonction acide libre, et la troisième est saturée par des bases de formation fréquente dans les organismes ou les produits de dégradation des matières organisées : La *choline* ou la *névrine*. Le schema général de ces corps complexes qui portent le nom de *lécithines* est le suivant.

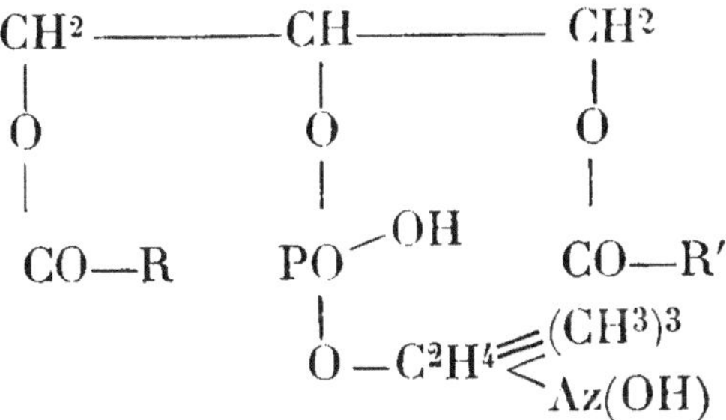

On voit qu'ils peuvent jouer le rôle d'aliments gras, puisque les acides gras qui entrent dans leur constitution sont des acides alimentaires comme l'acide stéarique, oléique ou palmitique. Mais les quantités qui en existent dans les aliments sont généralement très faibles. Seuls, quelques-uns d'entre eux en contiennent des proportions notables, cervelles d'animaux, cerveau, œufs d'oiseau, capsules surrénales, etc. Il en résulte que, grâce au phosphore qui entre dans leur constitution, ils doivent jouer un rôle out particulier et des plus importants dans l'évolution du phosphore dans l'organisme, les phénomènes d'échanges nutritifs et la reconstitution cellulaire.

**Graisses naturelles de l'alimentation usuelle.** — En principe, elles ne sont jamais composées d'un seul glycéride à l'état pur, mais l'un de ces glycérides est toujours prédominant dans l'espèce considérée. C'est ainsi que, dans le suif de mouton de point de fusion très élevé, 48 ou 49°, c'est la tristéarine qui domine. Dans les graisses d'autres animaux, celle du chien par exemple qui fond très bas, ainsi que celle de l'homme qui fond à 20°, c'est la trioléine que l'on rencontre presque exclusivement.

Les graisses végétales ont des compositions très voisines de celles des graisses animales, et peuvent être employées concurremment avec elles.

Malgré la variabilité de composition des graisses, il est important de remarquer, au point de vue de l'équivalence calorifique et de leur valeur thermogène, qu'elles possèdent toutes une composition centésimale presque identique, de laquelle il résulte, que le carbone entre pour les 3/4 (76,5 0/0) dans la composition de ces aliments. De ce fait résulte que, la puissance calorifique d'un corps ou sa chaleur de combustion étant proportionnelles à sa quantité de carbone, les graisses sont, pour un même poids, l'aliment *dynamogène* de beaucoup le plus puissant.

## Dégradation et transformation des matériaux gras dans l'organisme

Formes assimilables. — Formes stables. — Processus de combustion et d'élimination. — Ferments et leur rôle.

*Considérations générales sur la transformation des graisses.* — La transformation des graisses dans l'organisme constitue un processus à la fois très simple et très complexe.

1° Il est simple parce que la plupart des graisses de l'alimentation ne subissent pas un premier processus de simplification et d'adaptation et se trouvent immédiatement sous la forme assimilable : Les graisses retrouvées dans les liquides de l'organisme, soit le chyle ou le sang, ont, en effet, sensiblement la même constitution chimique que dans l'aliment avant ingestion.

2° Ce processus est cependant très complexe, car il est impossible de conclure, du fait que l'on retrouve, dans le sang et les organes, la graisse sensiblement non modifiée, qu'elle n'a pas subi, entre son introduction dans la cavité digestive et son passage dans les liquides organiques ou cellulaires proprement dits, une altération profonde suivie d'une reconstitution. Les graisses sont des corps insolubles, et à plus forte raison complètement dépourvus de *propriétés osmotiques*. Mises à l'intérieur d'une membrane inerte, d'un dialyseur, elles y restent indéfiniment sans passer au dehors. Or, les parois des cavités digestives sont des membranes du même ordre. Si un phénomène physique ou chimique d'une nature particulière ne venait modifier les graisses, elles ne se retrouveraient jamais au delà de ces membranes, et ne pénétrant pas dans l'organisme, ne seraient nutritives à aucun titre.

**Formes assimilables.** — *Graisses libres.* — Elles sont, on vient de le voir, sensiblement les mêmes que pour les formes de l'alimentation elle-même. Cependant, les graisses ont une forme physique assez différente de la forme ordinaire sous laquelle elles sont absorbées ; elles sont émulsionnées dans les liquides qui les renferment. Le sang, la lymphe, le chyle, ne contiennent que des graisses à l'état émulsionné, c'est-à-dire en gouttelettes très fines.

*Savons*. — Les graisses se rencontrent aussi dans l'organisme, mais toujours en très petite quantité, à l'état de *savons*, c'est-à-dire de sels d'acides gras. En minime quantité enfin, on rencontre quelquefois des acides gras libres, — et de la glycérine résultant de la dégradation des graisses ; mais celle-ci, à cause de son caractère d'hydrocarboné très combustible, disparaît presque aussitôt — ce qui explique sa rareté.

*Forme stable des graisses*. — Quant à la forme stable proprement dite des graisses, elle est facile à étudier et à constater. On sait, en effet, que les réserves organiques, chez les divers animaux, sont presque exclusivement constituées par des matières grasses accumulées. Quelques renseignements précis sont donnés plus loin sur la composition de ces graisses stables de réserve, après avoir montré par l'intermédiaire de quels agents et de quelles transformations, on pense, car le mystère est encore presque respecté, que ce transport des réserves graisseuses, du dehors jusqu'aux organes, peut s'accomplir.

### Cycle évolutif des matières grasses. —

Il est extrêmement simple, du moins lorsqu'on le reproduit schématiquement :

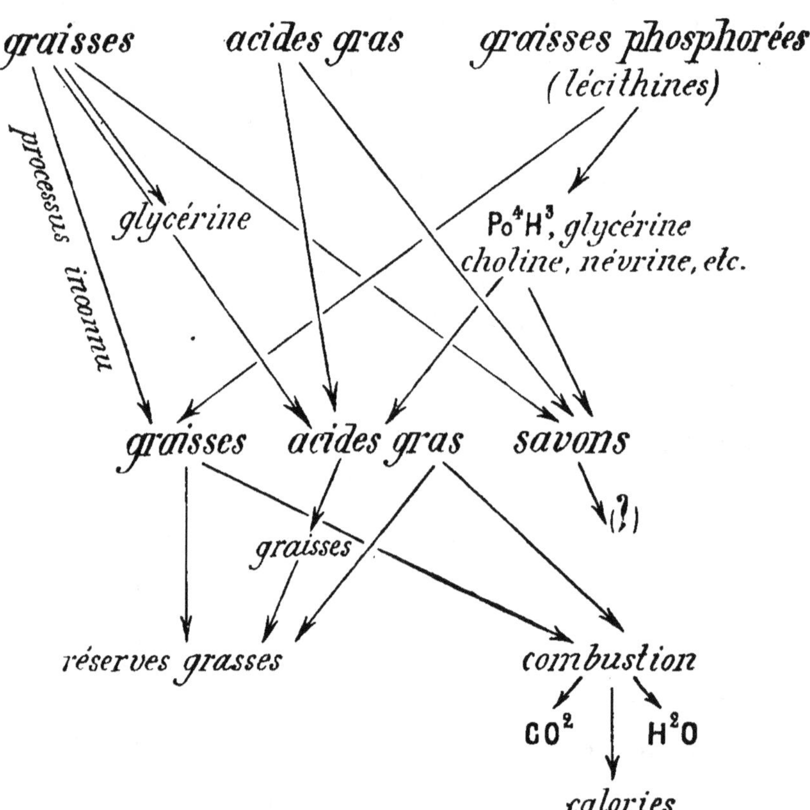

La première partie de ces transformations s'effectue dans l'ensemble des opérations comprises sous le nom de *digestion*, mais il semble qu'elles aient pour siège uniquement l'intestin. La bouche et l'estomac ne jouent, en effet, aucun rôle appréciable dans l'assimilation ou la dégradation des matières grasses.

C'est dans l'intestin que s'accomplissent uniquement ces transformations. Les graisses se trouvent, dans cet organe, en présence d'un liquide mixte, composé de suc *pancréatique*, de *bile*, qui se déversent directement par leurs conduits respectifs, et du suc *intestinal* lui-même. Ce dernier ne semble pas jouer un rôle important, mais l'association des deux autres constitue une condition essentiellement favorable pour la transformation des graisses.

***Modifications intraorganiques des graisses.*** — Celles-ci sont apparemment soumises à deux genres de modifications :

1° *Changement d'état physique.* — Celui-ci dépend exclusivement d'une condition de milieu. C'est l'émulsion, se manifestant par la formation d'un trouble laiteux qui, au microscope, apparaît comme formé d'une infinité de petits globules graisseux. Toute graisse, agitée avec un liquide, est susceptible de former une émulsion. La stabilité de celle-ci ne dépend que du rapport des tensions superficielles des liquides étrangers qu'on a mêlés. Il est probable que c'est la formation immédiate, au contact d'un liquide alcalin, d'un savon provenant d'une trace de saponification, qui crée ainsi un milieu favorable à la persistance de l'émulsion. Ce phénomène est des plus précieux à utiliser dans la pratique, lorsqu'il s'agit de présenter les aliments gras ou les remèdes gras sous une forme particulièrement assimilable (émulsions d'huiles médicamenteuses de foie de morue, ricin, etc.).

2° *Dégradation chimique.* — Elle consiste en une saponification qui met en liberté, d'une part la glycérine, et de l'autre l'acide gras. Elle s'effectue, moitié par une action purement chimique due aux alcalis contenus dans le liquide biliaire et qui forment des savons ; moitié par une action diastasique qui serait due à un ferment spécial, la *lipase* ou *stéapsine*. En réalité, ce ferment, au point de vue de sa spécification, est des plus mal connus. Il agit, en tout cas, en milieu neutre ou légèrement alcalin, et les acides gênent considérablement son pouvoir, ce qui explique son absence dans les premières cavités digestives.

RÔLE INTERMÉDIAIRE DES ACIDES GRAS. — Il résulte des considérations précédentes, que c'est l'acide gras, sous forme solubilisée, qui représente la *modification assimilable* des graisses dans l'organisme. En effet, si l'on se reporte à l'examen de l'aliment gras ingéré en excès, c'est-à-dire celui qui se trouve dans les fèces, et qui a ainsi subi les diverses actions successives des liquides digestifs, on en trouve une partie 70 0/0 à 75 0/0 environ, à l'état initial de graisses neutres, et 25 0/0 à l'état d'acides gras libres et de savons alcalins ou terreux. Or, d'après Dastre, c'est la question de capacité d'absorption de la muqueuse de l'intestin qui, dans l'incorporation des graisses, prime la question de quantité.

Aussitôt absorbés par la voie chylifère, ces savons doivent se trouver en présence d'un milieu acide et d'un ferment reconstituant de la molécule grasse. Cette synthèse se fait suivant un processus encore complètement inconnu. Les graisses passent ensuite dans le sang, qui, jouant le rôle vraisemblable d'un véhicule d'élection, doit en porter une partie aux cellules capables de dégrader complètement ces graisses, en mettant leur énergie en liberté quasi totale, et en formant les produits de déchets ultimes, $CO_2$ et $H_2O$; le sang abandonne, au contraire, la deuxième partie aux cellules de réserve, capables de se gonfler d'amas graisseux, que la circulation sanguine peut venir reprendre à son gré. Sur cette deuxième transformation, soit dégradation ultime, soit au contraire emmagasinement à l'état de glycérides complexes qui constituent les formes stables des graisses organiques, nous n'avons non plus aucun renseignement. Seul, dans une alimentation exclusivement grasse, et au repos, le rapport $\dfrac{CO_2}{O}$ peut, par sa valeur constante, donner quelques indications sur la façon dont s'effectue la combustion totale des graisses.

**Réserves graisseuses**. — Les réserves graisseuses, constituées par la synthèse des acides gras et de la glycérine à l'intérieur de l'organisme, sont tout à fait analogues aux matières grasses alimentaires elles-mêmes. Elles diffèrent légèrement, suivant les organismes, c'est-à-dire que certains de ceux-ci sont plus riches en ceux des ferments de synthèse qui sont modificateurs des acides gras en acide oléïque, ou modificateurs des mêmes acides en acide stéarique ou palmitique. Les combinaisons et mélanges de ces trois acides à l'état de glycérides plus ou moins saturés constituent presque exclusivement les usures graisseuses de tout organisme vivant. C'est ainsi que le suif de mouton ne contient guère que de la tristéarine et fond à 49°, tandis que la graisse d'homme ou de chien, constituée par la trioléïne, fond à 20°. Quoiqu'il reste en grande partie ignoré dans son processus biochimique, ce mécanisme régulateur de l'absorption et de la réserve graisseuse n'en possède pas moins une très grande importance. Mieux encore, et en tout cas suivant une plus grande proportion, que le glycogène réservé dans le foie, la graisse peut suffire à un grand effort physique ou musculaire par une combustion cellulaire facile, toujours limitée au besoin de l'organisme. La reconstitution de ces réserves d'énergie reste aussi, d'autre part, la plus aisée et la plus rapide. Dans certains régimes appropriés, soit à de grands efforts, soit à des climats qui exigent une déperdition de calorique considérable, à cause de ce mécanisme si facile d'emmagasinement, de régulation et de réassimilation, l'aliment gras reste, en tout état de cause, l'aliment énergétique type.

**Dégradations accessoires et anormales des aliments gras dans l'organisme.** — *Rôle des micro-organismes.* — Comme pour les matières hydrocarbonées, le processus *physiologique* d'assimilation n'est pas le seul qui joue un rôle dans les phénomènes de la digestion des matières grasses. L'action des *microbes* et *micro-organismes* est aussi d'une grande importance. Elle peut être un appui considérable si elle s'exerce dans le sens physiologique, mais au contraire être la cause de troubles graves, si les produits auxquels elle donne naissance ne sont pas les produits dégradés normaux : le fait se vérifie bien à l'occasion des graisses. La production de certains acides gras, butyrique, propionique, acétique, oléïque, etc. peut donner lieu à des manifestations toxiques et semblent due à l'ingérence des micro-organismes.

Formation de la lipase. — D'autre part, ces

micro-organismes sont de très actifs producteurs de *lipase*, ainsi que l'a montré indirectement la *recherche de la lipase* dans la *voie sanguine*, et leur action, tout au moins *in vitro*, est toujours plus considérable que celle des liquides physiologiques eux-mêmes.

*Appréciation de l'état de la fonction lipasique.* — Quoi qu'il en soit, le *diagnostic* relatif à l'intégrité ou à l'affaiblissement des fonctions lipasiques du liquide mixte intestinal est ici singulièrement plus difficile que l'examen du suc gastrique, susceptible de nous renseigner sur la digestion partielle des albuminoïdes ou des hydrocarbonés. Les sucs constitutifs du liquide intestinal ne peuvent être obtenus que par voie de fistules sur des animaux. Il serait cependant possible d'examiner la puissance de la digestion graisseuse intestinale par la méthode qui consisterait à faire avaler des repas d'*épreuve de graisses pesées*, et de constitution chimique connue, et à doser d'autre part, relativement à leur teneur en graisses, les fèces totales, ainsi qu'à examiner la nature chimique de ces déchets graisseux.

## Le régime des graisses et aliments gras.

Indications et contre-indications générales. — Réalisation pratique. — Sources avantageuses de graisses. — Acides gras. — Graisses phosphorées. — Lécithines. — Beurre. — Huiles végétales diverses. — Crèmes.

Comme pour les matériaux hydrocarbonés, il est nécessaire, au praticien qui veut établir rationnellement ou conseiller un régime, de connaître exactement le but et la destinée des graisses ou aliments gras dans l'organisme. Il lui est aussi tout à fait indispensable de savoir quelles sont les sources pratiques de ces graisses, si l'on peut les trouver à l'état pur, et, dans le cas contraire, quelles sont les principales associations alimentaires dans lesquelles on les trouve.

**Sources et prix des graisses et aliments gras.** — Les sources naturelles de graisse sont, à volonté, soit *animales*, soit *végétales*.

1° *Graisses végétales*. — Elles sont nombreuses et variées.

*Sources*. — Les sources pratiques où on peut

les puiser naturellement sont les OLÉAGINEUSES. Celles-ci contiennent de 35 jusqu'à 55 et 60 0/0 de leur poids d'huile — c'est ainsi que, dans le colza, la teneur en huile ne dépasse pas 35 0/0 — mais que, dans les amandes et noisettes, elle atteint 60 0/0. On voit qu'on aura là un moyen pratique et agréable d'augmenter la quantité de matières grasses d'un régime, en prescrivant une certaine quantité d'olives, de noix et noisettes. Ces sources végétales de graisses auront le précieux avantage, à envisager leur appoint alimentaire, de n'apporter guère avec elles que de l'eau, une petite quantité d'albumine et de la cellulose inerte dont l'action mécanique peut favoriser au contraire la digestion.

LES CÉRÉALES ET LÉGUMINEUSES contiennent aussi des huiles grasses mais leur proportion ne dépasse guère 1,5 à 3 0/0. Le maïs cependant est exceptionnellement riche en une huile excellente. Il en contient jusqu'à 4,8 et quelquefois 5 à 6 0/0. Il en est de même de l'avoine et du sarrasin qui en contiennent 5 à 6 0/0. Ces deux dernières catégories ne peuvent que contribuer à un apport normal de graisse dans l'alimentation usuelle.

C'est surtout l'*huile d'olive* et les diverses

huiles comestibles végétales qui peuvent fournir un appoint des plus aisés à une alimentation riche en graisses. Tous ces corps sont des graisses pures. Celles-ci sont formées généralement d'oléine, triglycéride de l'acide oléïque, accompagné d'une petite quantité d'acides gras à l'état libre. Elles ont un goût assez agréable, dû à la petite quantité d'éthers gras odorants qu'elles renferment. Enfin leur prix est généralement peu élevé.

Une huile exotique, que l'industrie utilisait jusqu'à ces dernières années pour des usages étrangers à l'alimentation, l'*huile ou beurre de coco*, a été remise récemment en honneur. C'est un excellent aliment et une source avantageuse de matières grasses. On a tenté, à l'étranger, principalement en Allemagne, et avec un certain succès, de la substituer au beurre dans l'alimentation journalière. On fabrique également, avec l'huile de coco, un lait qui présenterait de très bonnes qualités nutritives. Il est intéressant de signaler que, tout récemment, dans le lait naturel du coco, liquide de la Noix, on a trouvé des glycérophosphates et des lécithines, en quantités suffisantes pour justifier, peut-être, un intérêt thérapeutique.

***Graisses animales***. — Les aliments à base de viande animale contiennent généralement de plus fortes quantités de graisse que les matières végétales.

Les poissons. — Ce sont les animaux dont la viande contient le moins de graisse. Les plus gras d'entre eux sont : le Saumon, chez lequel la proportion de matière grasse atteint environ 4,7 0/0, et surtout le hareng frais, dont la teneur en graisse monte à 10,7 0/0, et l'anguille 18 0/0. Les viandes maigres de bœuf, veau, etc. contiennent 3,5 à 5 0/0 de graisses, mais les viandes grasses de bœuf et de porc peuvent atteindre à 25-37 0/0 de matière grasse.

Les *foies* de certains poissons, tels que la *morue*, et le *phoque*, contiennent des quantités considérables de graisses. Celles-ci, tout au moins pour le premier de ces poissons, ont des propriétés toutes particulières, dont il est reparlé plus loin (*Beurre d'anchois*).

Viscères. — Les *organes internes* d'animaux, tels que *cervelles*, *capsules surrénales*, etc., contiennent de petites quantités de matières grasses. La cervelle de bœuf en contient 16,5 0/0. Les surrénales de bœuf, cheval, etc. (expér. inédit. de l'auteur) en ont de 14 à 15 0/0 et, chez le lapin, cette proportion peut monter à 17-18 0/0. Si la graisse est aussi abondante dans la chair des animaux, et se trouve associée aux matériaux albuminoïdes, cela tient à ce qu'elle se constitue avec une extrême facilité à l'état de réserve. On la trouve aussi, en grosse quantité, dans le jaune d'œuf dont elle forme les 32 à 33 0/0. Dans cette dernière source, la proportion de graisse spéciale phosphorée, des *lécithines*, est si considérable, 10 0/0 environ (c'est-à-dire 30 à 32 0/0 de la quantité totale de matières grasses), qu'on doit plutôt considérer le jaune d'œuf comme une réserve spéciale de cette substance, destinée à la suralimentation pratique en lécithines.

**Beurre.** — Il y a enfin une source de matières grasses d'une importance capitale pour diverses raisons : 1° pour son prix qui est relativement peu coûteux ;

2° Ses qualités organoleptiques qui en font pour la plupart des malades un aliment très agréable.

C'est le *beurre*, qui doit être consommé à l'état frais. Le beurre ranci, outre son goût désagréable, contient des acides gras oxydés qui sont indigestes et ne jouent plus aucun rôle utile dans l'alimentation. Le beurre est la graisse pure du lait. Il doit être, dans tout régime de suralimentation graisseuse, employé de préférence aux *fromages*, même gras. Ceux-ci, quoique leur teneur en graisse soit élevée, contiennent en sus de la matière albuminoïde, des micro-organismes nombreux, des diastases de tout genre, qui aboutissent à des fermentations anormales, lactiques ou butyriques, etc., qu'il n'est pas, dans le cas d'un régime sévère, avantageux d'introduire dans l'organisme.

**Modes d'ingestion pratique des graisses dans les régimes.** —Les graisses peuvent être données sous forme de soupes ou potages gras : une forme culinaire des plus précieuses pour aider à l'absorption d'une consommation exagérée de graisse, est le bouillon de bœuf, fait avec de la viande grasse et non dégraissé lui-même. La graisse de bœuf, ainsi sapidifiée, s'absorbe aisément, alors qu'à l'état refroidi et figé, on ne peut songer à la faire avaler.

Les potages au beurre, à base d'hydrocarbonés

ou de céréales, sont également des formes avantageuses d'absorption. On peut agréablement et fructueusement assaisonner un potage en y faisant fondre 25-30 gr. de beurre frais.

Le BEURRE peut encore être ordonné en nature et frais sous forme de tartines. On peut ainsi arriver, très facilement, à des consommations de 50 gr. de beurre par jour. L'huile d'olive est condimentée sous forme de salades ou en fritures ; (beignets à l'huile d'olive, pommes de terre frites, etc.).

Le SAINDOUX, ou panne de porc pure, joue aussi un rôle important dans les mixtures culinaires, — et, pour l'ordonner en grande quantité, il suffit de prescrire la consommation des mets préparés avec lui, (fritures de poissons, etc...).

Les CRÈMES enfin, de même que les fromages qui peuvent, pour diverses raisons, offrir des inconvénients multiples, sont d'excellentes sources pratiques de matières grasses : La *crème double* fraîche des laitiers, la *crème d'Isigny*, — les crèmes cuites au beurre, les gâteaux faits avec ces crèmes, remplissent à merveille le rôle de pourvoyeurs de matières grasses.

Enfin, le *cacao* pur, le chocolat non dégraissé,

contiennent d'importantes quantités de matière
grasse sous la forme de *beurre de cacao.*

## Coefficient d'assimilation pratique des matières grasses.

— *Généralités*. — Les ma-
tières grasses, au point de vue de la facilité de
leur assimilation, tiennent la moyenne entre les
hydrocarbonés, au premier rang, et les albuminoïdes au dernier.

Dans le cas où la matière grasse se trouve
dans d'excellentes conditions, ou présentée à l'organisme dans d'heureuses associations, son coefficient d'assimilation est très élevé : La proportion
physiologique de graisse qu'un organisme humain
bien portant peut assimiler quotidiennement, n'est
guère placée au-dessous de 350 gr. par jour,
quoique dans l'alimentation usuelle, la quantité
de graisses ingérées soit bien moindre et ne dépasse guère 80 à 130 gr.

Au-dessus de cette proportion physiologique,
la graisse est retrouvée en nature dans les fèces,
de telle sorte qu'une analyse de celles-ci pourrait
pratiquement donner pour un individu la valeur moyenne de ce coefficient physiologique.

*Coefficients d'absorption.* — Comme on l'a

fait remarquer plus haut, l'absorption des graisses pures est bien meilleure que celle des *tissus graisseux*. Le beurre est mieux absorbé que le *lard*. Alors que le déchet intestinal de celui-ci varie entre 7,1 et 15 0/0, le coefficient de digestibilité du beurre est de 97-97,5. L'absorption du beurre dans le lait est moins bonne et laisse un déchet de 5 à 6 0/0.

La *margarine* (mélange de glycérides animaux purs) ne s'absorbe que dans la proportion de 94 0/0 environ.

Cette assimilation des matières grasses est du reste, fait curieux et important, beaucoup plus complète et plus facile chez l'adulte que chez l'enfant. La confirmation de ce fait est fournie par les selles exceptionnellement grasses d'enfants nourris au *lait riche*, montrant ainsi que la plus grande partie de la crème de celui-ci reste inutile et s'élimine, à l'état de déchet, dans les excréments, sous forme d'acides gras ou de savons de chaux.

Dans les associations alimentaires, avec les hydrocarbonés surtout, le coefficient d'absorption des graisses ne baisse que très légèrement de 1 à 3 0/0.

*Cas de la suralimentation graisseuse.* — Il est bon de rappeler que le coefficient d'assimilation des graisses, dans le cas d'une suralimentation par ces agents, dépend d'un coefficient personnel permettant la plus ou moins facile digestion de grandes quantités de graisses. En pratique, il devient très difficile de faire absorber à certaines personnes plus de 150 gr. de graisses par jour.

## Valeur des graisses dans l'alimentation.

Régimes d'engraissement direct, de réserve, de suralimentation, d'engraissement azoté. — Régime énergétique. — Régimes spéciaux (huiles de foie de morue, caviar, etc.).

*Généralités.* — Quoique l'aliment gras puisse jouer, comme les hydrocarbonés, le rôle de producteur d'énergie par combustion instantanée ou tout au moins rapide dans l'organisme, on ne saurait, en tout cas, vu l'ignorance où l'on est des transformations qui dégradent les graisses jusqu'aux déchets ultimes $CO_2$ et $H_2O$, affirmer que c'est là, en régime normal, le rôle important des graisses.

*Rôle des réserves.* — Les graisses jouent surtout le rôle de réserves, capables d'être ensuite, dans l'intimité cellulaire, détruites et comburées tout à loisir, brûlées à tout petit feu, suivant la demande et les besoins de l'organisme.

Les féculents, les alcools, etc., sont susceptibles de fournir en un court espace de temps une quantité d'énergie utilisable très grande ; mais ce processus n'a pas de régulateur, et les aliments de ce genre ne sont guère capables d'assurer le fonctionnement vital que pendant le temps très court qui suit leur digestion apparente et correspond en réalité à l'achèvement de leur destruction oxydée. Pour les heures où l'organisme ne digère plus apparemment, les graisses accumulées sont des réserves de matériaux tout prêts, pouvant fournir à la vie, qui ne cesse pas, le combustible et le calorique nécessaire. La preuve de cette conception est dans le fait qu'un homme en inanition maigrit, tout d'abord, sur ses réserves graisseuses qui disparaissent peu à peu. Durant ce temps, il n'élimine de matière albuminoïde que ce qu'il a été nécessaire de dégrader pour assurer le fonctionnement cellulaire. La réserve, le volant de graisse disparu, l'individu inanitié vit alors, au jour le jour, sur son albumine, faisant servir celle-ci, et à ses besoins plastiques ordinaires, et aussi au jeu de sa calorification générale, c'est-à-dire en la brûlant comme une graisse ou un hydrocarboné.

Ces considérations, d'une importance capitale, élucident le rôle de la graisse dans l'économie, et dictent ses indications toutes spéciales.

La graisse, dans l'alimentation normale de l'individu en bonne santé, joue, non pas le rôle d'un calorificateur instantané, on trouve pour ce but de meilleurs agents dans les hydrocarbonés, mais celui d'un volant de force, d'un régulateur de chaleur, qui permet de distribuer celle-ci, non plus par à coups digestifs, mais régulièrement et uniformément. Sa quantité journalière ne doit pas excéder une moyenne de 150 gr. environ ; pour qu'elle produise le maximum d'effets utiles, elle ne doit pas être mélangée à une trop grosse masse d'autres aliments. Cela peut tenir à une viscosité particulière des graisses et huiles liquides, de telle sorte que ce sont elles qui, en lubréfiant et imperméabilisant les parois du tube digestif, empêchent l'action des ferments sur les autres aliments et par conséquent la dégradation normale de ceux-ci. Quoi qu'il en soit, dans tout régime graisseux spécial, l'aliment gras doit être de préférence ingéré seul, et sa quantité être telle, qu'il puisse servir à la constitution des réserves désirables.

*Alimentation anormale.* — Dans l'alimentation anormale et appropriée au régime de certains cas pathologiques, la graisse peut jouer un rôle des plus complexes.

*Régulation de la calorification.* — Elle sert, comme dans le premier cas, à la régulation de la calorification générale, et aussi à reconstituer des réserves graisseuses épuisées (individus amaigris très rapidement et soumis à la fonte grasse).

*Epargnant des albumines.* — D'après les considérations esquissées plus haut, elle joue un rôle plus important. Dans tous les processus cachectisants, dans tous les états pathologiques, où il y a perte des tissus, *autophagie*, c'est-à-dire albuminurie, où l'élément plastique général subit un processus de dégradation parce qu'il est obligé d'assurer son rôle habituel dans l'organisme et de suffire aux besoins partiels de la calorification générale, la graisse introduite en excès dans l'organisme, peut être considérée comme jouant le rôle d'un *épargnant* de l'albumine.

*Applications aux régimes de la tuberculose.* — C'est ainsi que, dans la tuberculose, certaines formes d'anémie, — certaines convalescences, — l'aliment gras a été préconisé et donne d'excellents résultats sous la forme d'*huile de foie de morue*. C'est par une véritable épargne des albuminoïdes ingérés en même temps qui peuvent être consacrés tout entiers à leur fonction spéciale, et en économisant, au deuxième degré, la dégradation des albumines organiques déjà fixées sur le tissu vivant, que l'aliment gras doit agir. Comme conséquence pratique au point de vue des régimes, la prescription des huiles de foie de morue, etc., devra être accompagnée, pour rester la plus profitable possible, d'une alimentation très riche en matériaux albuminoïdes. On voit, une fois de plus, que « *la suralimentation* », indication vague et, à ce titre, néfaste, ne constitue pas un régime, mais qu'il peut y avoir lieu de prescrire des *associations suralimentaires*, reposant sur des données scientifiques précises.

*Régime de convalescence.* — Dans les convalescences principalement, l'engraissement azoté peut s'obtenir d'autant plus aisément et à moins de frais, qu'on permet à l'albumine introduite dans l'organisme de se consacrer exclusivement à son rôle de réparation plastique.

*Huiles de foie de morue et succédanés, caviars.* — Il y a à ce point de vue, un certain nombre d'aliments gras qui peuvent être considérés comme de véritables succédanés de l'huile de foie de morue et qui pourraient peut-être présenter sur elle l'avantage de contenir une certaine proportion de matériaux azotés. Ces aliments sont formés par les œufs de certains poissons, et parmi ceux-ci, les œufs d'*Esturgeons*, connus sous le nom de *Caviar*. Peut-être, lorsque la vogue des nucléïnes et du phosphore organique aura généralisé leur emploi thérapeutique, reconnaîtra-t-on que c'est dans les œufs de poissons qu'il s'en trouve la source la plus pratique et la plus abondante, sinon la moins coûteuse.

Il est enfin une indication générale du régime gras, que l'on ne peut guère passer sous silence, quoiqu'il semble que son importance théorique ait été exagérée : on a, depuis longtemps, préconisé l'usage en grande quantité des graisses et aliments gras dans les régions très froides du globe. Cette prescription reposait sur la théorie de la valeur isodynamique des aliments, d'une part, et, de l'autre, sur l'observation courante que les Esquimaux et autres races habitant des régions très froides, font une énorme consommation d'huiles et de graisses animales. On a vu que les besoins de la calorification générale étaient augmentés effectivement pour un climat froid, dans une proportion notable, mais les hydrocarbonés pourraient faire face aux mêmes dépenses de calorique, et, si les Lapons usent exclusivement de graisse, c'est en grande partie pour la raison qu'ils n'ont pas le choix et ne peuvent consommer que les aliments mis à leur portée. La théorie isodynamique des aliments n'a qu'une valeur biochimique immédiate. Elle n'a pas la signification philosophique erronée qu'on tendrait à lui accorder ainsi, et l'on a vu qu'il était loin de la réalité des faits, de penser que les graisses, malgré leur pouvoir calorifique plus considérable, l'emportaient pour la rapidité et la facilité de leur combustion organique. La première place, dans cet

ordre d'idées, reste incontestablement aux hydrocarbonés.

## MATÉRIAUX ALBUMINOÏDES

*Généralités.* — A mesure que l'on entre dans
l'examen des divers combustibles offerts à l'organisme sous le nom d'aliments, on s'aperçoit
que ces matériaux sont de plus en plus complexes et leurs capacités de transformation et de
dégradation de plus en plus considérables.

Les *matières albuminoïdes* ne jouent pas normalement, ou tout au moins d'une façon importante, le même rôle intra-organique que les deux
premières catégories d'aliments. L'albuminoïde
est essentiellement *plastique*, c'est-à-dire destiné
à réparer les pertes en substance analogue que
l'organisme éprouve chaque jour. On verra, en
étudiant succinctement ses diverses formes ou
modalités et en donnant quelques aperçus sur
sa construction intime, qu'il est éminemment
propre à ce rôle; lorsqu'il est réduit à se comporter seulement comme un combustible, il présente, au contraire, des infériorités et des désa-

vantages de toute sorte sur les hydrocarbonés et les matières grasses.

*Caractères généraux des éléments albuminoïdes.* — Toute *matière albuminoïde est azotée*, c'est-à-dire *quaternaire*, formée de Carbone, d'Oxygène, d'Azote. Cette composition n'est qu'indicative et non restrictive ; très souvent, à ces quatre éléments, sont associés d'autres éléments tels que le *soufre* ou le *phosphore*.

*Albumines soufrées.* — Les *albumines* dans la molécule desquelles entre le soufre peuvent, au même titre que celles qui n'en contiennent pas, être considérées comme alimentaires, c'est-à-dire subissant la dégradation et la simplification progressive par les sucs digestifs de l'estomac et de l'intestin qui est la caractéristique de ces matières.

*Albumines phosphorées.* — Les *matières albuminoïdes phosphorées*, au contraire, qui portent les noms génériques de *nucléoalbumines* ou *nucléines*, ne peuvent être considérées comme des aliments au même titre que les autres. Partie constituante et intégrante de certains tissus organisés, elles semblent être des modalités spécifiques avant tout, ayant, dans l'organisme, des fonctions d'échange, de transport, d'assimilation ; mais elles ne sont pas, sauf, pour un modique fragment des nucléïnes, la matière première alimentaire, car les sucs digestifs ne les attaquent pas, et, dans le bol alimentaire, la majeure fraction passe inaltérée.

***Difficulté de l'étude des albumines***. — L'étude des albumines est une question des plus complexes, pour diverses raisons.

1° Les sources d'albumine ou de matières protéïques, ce qui est à peu près synonyme dans la terminologie usuelle, sont des plus nombreuses et des plus variées.

2° La molécule des albuminoïdes est, au point de vue chimique, d'une complexité si grande, que pour aucune d'entre elles, on n'a pu encore indiquer ou préciser un schema, mettant en évidence, comme dans le cas des matières hydro-carbonées ou des graisses, soit la grosseur de cette molécule elle-même, soit sa contexture intérieure. Les efforts et les résultats des savants se sont bornés jusqu'à présent, à savoir, dans certains cas, détacher des rameaux, des fragments entiers de cette molécule albuminoïde.

On a reconnu ainsi qu'une albumine était une synthèse, un groupement stable de diverses chaînes grasses, hydrocarbonées, ou aromatiques, c'est-à-dire, des chaînes fermées présentant l'arrangement caractéristique qui préside à l'harmonie de la molécule du benzène. Etudier, même normalement, les molécules albuminoïdes dans leur généralité, est donc une question, qui sortirait entièrement du cadre de cet ouvrage : Il faut nous borner à indiquer d'abord quelques-unes des propriétés les plus générales et les plus caractéristiques du groupement albuminoïde, tant au point de vue physique qu'au point de vue chimique. Ce sont ces propriétés fondamentales qui permettent d'affirmer que l'on est, ou non, en présence d'une matière albuminoïde. Leur connaissance, tout au moins succincte, est donc de la plus grande utilité, dans la discussion des régimes alimentaires ou leur contrôle pratique.

2° Ces notions préliminaires données, on doit aborder l'étude des matières albuminoïdes que l'on peut rencontrer dans l'alimentation, faire leur classification au point de vue alimentaire et, dans chacun des paragraphes ainsi ouverts, signaler les représentants les plus importants, au point de vue pratique alimentaire, de ces diverses classes de protéïnes.

**1° Propriétés générales essentielles des matières albuminoïdes.** — *Propriétés physiques*. — Les matériaux albuminoïdes ou protéïques sont des corps solides, amorphes, qu'on ne rencontre que très exceptionnellement à l'état cristallisé. Ils sont généralement solubles dans l'eau, mais souvent ces solutions, étant colloïdales, ne sont que de *pseudo-solutions*. Elles présentent le *pouvoir rotatoire*, généralement à gauche. Du moins en est-il ainsi pour l'albumine de l'œuf et celle du sang. Un grand nombre de protéïnes, et non des moins importantes au point de vue alimentaire, sont cependant extrèmement peu solubles ou tout à fait insolubles dans l'eau. Ces dernières peuvent se solubiliser plus ou moins, à la faveur de l'adjonction de divers sels alcalins, tels que chlorure de sodium, de potassium, sulfate de soude, phosphates, etc.

*Coagulation*. — Quoi qu'il en soit, toute albumine de la première classe, c'est-à-dire soluble dans l'eau, se précipite ou plus exactement se *coagule* par action de la chaleur. L'analyse de ce phénomène montre, en effet, qu'il ne s'agit pas d'une véritable précipitation, quoique la coagulation présente certains caractères de ce dernier phénomène, tels que la *coagulation fractionnée*, s'effectuant sous l'influence de températures régulièrement croissantes. La précipitation des solutions aqueuses d'albumine soluble s'effectue également sous l'influence de divers agents salins : sulfate de Sodium, de Magnésium, etc. Dans ce cas, il ne s'agit pas d'une coagulation, puisque l'albumine séparée conserve intégralement son coefficient de solubilité dans l'eau pure.

Il résulte de ce qui précède que toute matière albuminoïde soluble possède deux formes :

1° La forme soluble ;

2° La forme coagulée insoluble.

Action des acides et de la chaleur. — C'est par la chaleur qu'on passe le plus aisément de l'une à l'autre des formes précitées, — mais l'action immédiate des acides conduit au même résultat. (Ex. de l'albumine du sang, sérum ou urine). Au point de vue alimentaire, cette connaissance des deux formes de l'albumine, *soluble et coagulée* est importante ; on conçoit, qu'étant connue la température de coagulation d'une albumine donnée, il suffit, si l'on veut la donner dans un régime à l'état non coagulé et soluble, qu'il s'agisse de viande, de lait ou de légumes, de porter, dans la cuisson, l'aliment lui-même à la température *minima* de coagulation. La distinction des viandes *crues* et *cuites* n'est basée que sur ce phénomène. L'albumine du sang ne se coagulant que vers 50 à 60°, il suffit, pour donner de la viande crue, de la faire cuire à une température moindre. Ce point est assez facile à obtenir puisqu'un bifteck saignant, mais rouge et bien saisi, n'a guère été porté à une température supérieure à 70°. On reconnaît facilement que ce point n'a pas été dépassé à la mollesse de la viande, à laquelle la coagulation n'est pas venue rendre sa rigidité, à ce que le sang, les vaisseaux n'ayant pas été rigidifiés et diminués de volume, ne sort pas et que les liquides non coagulés de l'intérieur conservent à la viande un aspect transparent et bleuâtre. *Les viandes crues, bœuf et jambon, etc.,* — préparées par un procédé de conserve à froid, — n'ont pas leurs albumines coagulées, et constituent un précieux et recommandable élément dans un régime où l'on veut faire entrer la viande non cuite.

Il faut signaler à ce propos, au point de vue de la cuisine, l'importance du sel marin saupoudré sur la viande. Le sel est loin de jouer le rôle unique de sapidifiant ; il intervient pour faire exsuder le sang hors des cellules en modifiant la tension osmotique des liquides extracellulaires et par conséquent l'équilibre humoral cellulaire.

Telles sont, en résumé, les propriétés *physiques essentielles* des albumines qui peuvent jouer un rôle dans la diététique.

**Propriétés chimiques**. — Au *point de vue chimique*, les albumines se caractérisent aussi d'une façon bien nette. Analytiquement, elles doivent contenir de l'azote. Il suffit donc, en fondant la matière suspecte avec un alcali caustique, de former de l'ammoniaque qu'on reconnaît à sa propriété de faire virer au bleu le papier de tournesol, pour s'assurer de l'évidence de cette condition fondamentale.

*Action des acides*. — Les albumines sont généralement précipitées par les acides de leurs solutions aqueuses ou alcalines fraîches. La plupart des acides minéraux les précipitent aussi. Mais les acides organiques sont des plus infidèles et l'acide acétique, s'il les précipite, les redissout généralement s'il se trouve en excès, (albumine du sang et de l'urine précipitée par $AzO^3H$, etc.). Si on laisse trop longtemps les albumines précipitées en contact avec les acides, ceux-ci les redissolvent, soit totalement ou en parties, en leur faisant subir une dégradation spéciale, qui les transforme en *acide-albumines* jouissant de propriétés différentes des matières protéïques fondamentales.

*Action des alcalis.* — Le même phénomène, ou, en tout cas, un phénomène du même ordre, a lieu avec les alcalis. Ceux-ci dissolvent très généralement les albumines. Si cette solution est tout à fait instantanée, ou très récente en tout cas, l'addition d'un acide neutralisant l'alcali précipite à nouveau l'albumine inaltérée. Mais si la solution date de quelque temps, ou a été faite à chaud, l'albumine n'est plus reprécipitée que partiellement, par saturation acide, et il peut arriver qu'elle ne le soit plus du tout. L'alcali a transformé les albumines en *alcali-albumines* jouissant de propriétés spéciales, différentes de celles de la matière primitive; la connaissance de cette modification est importante dans le cas où l'on cherche à apprécier la teneur albuminoïde d'un liquide naturel déjà soumis à l'action des liqueurs alcalines; (cas des *liquides d'ascitiques*, traités par la liqueur d'Adam).

**Réactions caractéristiques.** — Il existe, pour les matières albuminoïdes, un certain nombre de réactions qualitatives pratiques, qui permettent d'affirmer leur existence dans un mélange ou un liquide donnés.

La *première* de ces *réactions* et la plus connue est celle dite du *Biuret*. Pour la réaliser, il suffit de prendre une matière albuminoïde dissoute et d'y ajouter un peu de potasse caustique ; en versant, dans le tube à essai ainsi préparé, une solution aqueuse extrêmement étendue de $SO^4Cu$, on obtient une coloration violette ou bleu violet, ou violet rougeâtre, (cas des peptones), extrêmement caractéristique. Si la matière est insoluble dans l'eau, il suffit de la solubiliser à l'avance dans la soude caustique. Il est quelquefois utile de chauffer légèrement pour que la coloration apparaisse.

*b*) Réaction de Millon. — L'azotate basique

de mercure, en solution aqueuse, donne avec les matières albuminoïdes une coloration rouge plus ou moins foncée. Cette coloration est due à la présence dans la molécule albumineuse du groupement tyrosique. On peut suivre, en effet, la dégradation digestive d'un albuminoïde par la réaction de Millon. Lorsque le corps dégradé ne fournit plus le Millon, c'est qu'il ne contient plus le groupement de la tyrosine. Les albuminoïdes insolubles se colorent à la surface en grenat foncé, par application de la même réaction.

En dehors des acides dont il a été parlé plus haut, un grand nombre d'autres corps ont la propriété générale de précipiter les matières albuminoïdes. Il en est ainsi du *tannin*, des acides *phosphotungstique* et *molybdique*, de l'*oxyde de cuivre*, des sels de *mercure*, de *plomb*, etc... (application au crachoir des tuberculeux). Il faut remarquer que les *sucs digestifs* constituent, à l'égard des matières albuminoïdes, un réactif des plus sensibles : 1° en les solubilisant très rapidement ; 2° en les menant à l'état de peptones qui présentent des réactions différentielles importantes ; enfin, dans certains cas, en poussant leur dégradation jusqu'à la leucine et la tyrosine, corps cristallisés ou à formes des plus caractéristiques.

## Classification des albumines alimentaires.

— Deux grands groupes se partagent tout d'abord l'ensemble des matériaux albuminoïdes qui peuvent entrer dans une ration alimentaire.

1° LES ALBUMINES PRIMITIVES proprement dites et non transformées.

2° LES ALBUMINES DÉRIVÉES DE LA PROTÉÏNE PRIMITIVE et ayant subi une modification quelconque, légère ou profonde, soit à l'aide d'un processus purement chimique, soit même au moyen de processus physiologiques.

## 1° Albumines primitives.

— Ce premier groupe est quantitativement et pratiquement beaucoup plus important que l'autre.

Pour classifier ses divers termes, on peut tout d'abord établir une distinction entre :

1° ALBUMINES SOLUBLES DANS L'EAU PURE A TEMPÉRATURE ORDINAIRE ;

2° ALBUMINES INSOLUBLES DANS L'EAU PURE A TEMPÉRATURE ORDINAIRE.

**1er Groupe.** — Il comprend :

1° Les *albumines des divers sangs* ;

2° L'*albumine type du blanc d'œuf* ;

3° Les *albumines des muscles et de la viande vivante*, (dépouillés de leur enveloppe conjonctive d'*élastine* ;)

4° Certaines albumines végétales telles que la *légumine*.

1° *Albumines des divers sangs*. — Tout sang contient deux albumines en proportion variable, la *sérine* et la *sérum-globuline*. La première seule rentre dans la classification présente, car la deuxième n'est dissoute que grâce à la présence des sels, (et en particulier de NaCl), du sérum normal. Les rôtis de viandes, outre les albumines normales du muscle, contiennent donc, en grande quantité, cette albumine qui est restée disséminée et s'est bientôt coagulée dans le réseau capillaire sanguin. Suivant les diverses variétés de viande, les albumines coagulent à des températures comprises entre 60 et 75°, qui sont précisément les températures auxquelles le rôtissage culinaire les expose. A ce point précis, la viande change d'aspect et devient saignante, c'est-à-dire expulse son sérum chargé d'hématies.

2° *Albumine type du blanc d'œuf.* — Le blanc d'œuf, presque entièrement soluble dans l'eau, est constitué, pour la presque totalité, par l'oval-bumine et l'eau. Dans 100 parties de blanc d'œuf on trouve, en effet :

$\left\{\begin{array}{l} \text{12,2, substance albuminoïde.} \\ \text{86,7, eau.} \end{array}\right.$

Cette albumine est soluble dans l'eau pure et dans les solutions salines neutres diluées. Ses solutions sont coagulées par la chaleur d'autant plus aisément que la proportion de sels est plus grande.

Le blanc d'œuf constitue une source alimentaire pratique de matière albuminoïde.

3° *Albumines des muscles et de la viande.* — La viande et le muscle ne nous sont jamais fournis, dans la pratique alimentaire, tels qu'ils existent chez l'animal vivant. Il se produit en effet presque immédiatement et à la température ordinaire, dans le muscle mort ou détaché d'un animal vivant, une série de transformations qui font passer une grande quantité des albumines du muscle de l'état soluble à l'état insoluble, par une véritable coagulation (*rigidité cadavérique*).

EXTRAIT LIQUIDE DU MUSCLE. — Le produit de la pression à — 10° c. du muscle, faite par des moyens mécaniques énergiques, est un liquide de consistance sirupeuse, appelé *plasma musculaire ou protoplasma*. C'est ce liquide qui, d'après les auteurs, constitue la masse du muscle à l'état vivant, englobé dans la trame conjonctive. Ce liquide coagule aussitôt à 0° en fournissant une grosse masse insoluble de *myosine*, qui est considérée pratiquement comme l'albumine de la viande, et un sérum musculaire, contenant encore deux matières albuminoïdes en dissolution : La *myoglobuline* et la *myoalbumine*.

Actuellement, la constitution du plasma musculaire intégral et non modifié a repris un grand intérêt par suite des tentatives de suralimentation des tuberculeux au moyen de ce produit. Mais les préparations présentées à cet effet ne semblent pas, de par la technique même de leur obtention, pouvoir être assimilées au véritable plasma musculaire.

4° *Albumines végétales*. — Les albumines végétales les plus importantes et les plus nombreuses rentrent généralement dans le groupe des albumines insolubles. Cependant la *légu-*

*mine*, albumine des légumineuses, qui entre pour une certaine part dans la constitution de leurs réserves azotées, est soluble dans l'eau.

### 2ᵉ *Groupe :*

**Albumines insolubles dans l'eau pure à température ordinaire.** — Les plus intéressantes d'entre elles sont certaines globulines animales, mais surtout les globulines et protéïnes caractéristiques formant le groupe des albumines de céréales.

a) *Globulines animales*. — A côté des *sérines*, les divers sangs d'animaux contiennent une autre albumine insoluble dans l'eau pure, et qui y est dissoute à la faveur du résidu salin. Les globulines ont, en effet, pour caractéristique, d'être insolubles dans l'eau pure, mais de se dissoudre plus ou moins aisément dans les solutions salines à diverses concentrations. Le chlorure de sodium aqueux, en particulier, est un des meilleurs dissolvants des globulines.

b) *Globulines végétales*. — Au point de vue pratique, ce dernier groupe d'albumine a un très grand intérêt. Il s'y rattache, en particulier, tout un groupe de corps qui ne sont plus des *globulines* proprement dites, car elles sont insolubles dans toutes les eaux, même salines : c'est le groupe du *gluten* de blé et de ses constituants, comprenant tous les corps analogues que l'on peut rencontrer dans les céréales ou les légumineuses. Une des caractéristiques les plus importantes et les plus curieuses de ce groupe, c'est que la plupart de ses termes jouissent de la propriété de se dissoudre dans l'alcool éthylique à diverses concentrations.

*Gluten.* — Le gluten du blé proprement dit, qui constitue toute la matière albuminoïde du grain de blé et forme les 8 à 10 0/0 du grain total, est composé de deux protéines distinctes qui jouissent de propriétés physiques différentes. La *gluténine* et la *gliadine*. La première de ces matières ou *gluten-fibrine* est un produit sec à grain cassant, tandis que la deuxième reste toujours, lorsqu'elle est en émulsion avec l'eau, sous une forme plus ou moins gluante, visqueuse, élastique. On conçoit l'intérêt de ces dernières qualités plastiques, lorsqu'il s'agit de transformer la farine en pain. Il y a certaines proportions de l'une et de l'autre matière qui sont plus particulièrement favorables pour réaliser *une pâte liée* et ne donnant pas un pain trop *sec* et *trop brisé*, ou au contraire une mie trop gluante et trop peu *levée*. La proportion de 25 0/0 de gliadine contre 75 0/0 de gluténine semble particulièrement heureuse pour atteindre ce but.

Les tentatives faites pour concentrer l'albumine du pain et obtenir le gluten à l'état isolé et pur, ce qui aurait pu présenter un grand intérêt dans l'établissement de certains régimes, n'ont pu réussir. Le gluten est trop hygroscopique, et pour ce fait d'une conservation impossible à l'abri des moisissures, des fermentations et des microorganismes (*pains de diabétiques*, etc.).

*Albumine du maïs — Maïsine.* — Il y a une céréale, qui, à cause de son prix modique et de la richesse de son grain en éléments nutritifs, présente un grand intérêt diététique, c'est le maïs. La *matière albuminoïde du maïs*, qui est contenue dans son grain suivant une proportion de 11-12 0/0 environ, est formée d'une albumine unique, mais probablement à divers états d'hydratation. Elle est également très soluble dans l'alcool, même absolu, et divers alcools supérieurs. Cette matière dénommée *maïsine* constitue une individualité chimique. Fait plus intéressant au point de vue pratique des régimes, on a trouvé le moyen de l'isoler du maïs dans un état de pureté complet, sous forme d'une farine insipide et inodore. On verra à la discussion du régime albuminoïde, le très grand intérêt de ce fait, et sa portée économique.

*Protéines végétales diverses*. — Les autres *protéines des céréales, légumineuses, etc.*, ont été fort peu étudiées séparément et l'on connaît à peine leurs proportions respectives dans ces divers produits.

**B. Albumines dérivées.** — Les seuls représentants importants de cette classe au point de vue alimentaire sont :

a) *Les syntonines, proto-albumoses diverses et albumoses.*

b) *Les peptones.*

**Les albumoses.** — Les albumoses sont des produits solubles dans l'eau et précipitables par les acides, mais incoagulables. Ce sont les premiers stades de transformation d'une matière albuminoïde primitive attaquée par un ferment digestif approprié.

L'eau, en présence de la chaleur prolongée, ou d'un acide faible, peut aussi transformer partiellement les albumines en albumoses ; c'est ainsi que, dans le *bouillon*, le *jus de viande*, l'*extrait de viande*, on trouve à côté des *peptones*, produits de transformation plus avancée, une certaine quantité d'albumoses. Ces albumoses jouissent, pour la plus grande part, des propriétés des albumines primitives. Elles sont digestibles au même titre.

2° **Les peptones**. — Les peptones sont les produits de dégradation ultime des albumines par les ferments digestifs. L'action prolongée de l'eau ou de la vapeur d'eau, à haute température, peut produire le même effet et peptoniser les albumines.

*Propriétés*. — Les *peptones* sont solubles dans l'eau, non précipitables par les acides, et non coagulables par la chaleur. Outre les peptones artificielles faites par digestion « *in vitro* », et de l'usage thérapeutique desquelles il est longuement parlé plus loin, un certain nombre d'autres éléments du régime alimentaire usuel en contiennent : Le bouillon de viande contient 5 à 6 0 0 de peptones, l'*extrait de viande Liebig et autres*, de 25 à 30 0 0, etc. Sur la capacité alimentaire des peptones *artificielles*, les avis sont partagés. Si elles sont toxiques en injection dans le système veineux, il semble cependant qu'elles restent inoffensives en ingestion stomacale. Mais leurs propriétés alimentaires ne sont pas bien établies.

**Protéides et Nucléo-albumines. —** *Définition*. — A côté des albumines banales, primitives ou dérivées, signalées ci-dessus, on trouve, dans l'alimentation, d'autres matières albuminoïdes, surtout dans la nourriture *carnée*. La viande et les divers organes internes d'animaux susceptibles d'entrer dans l'alimentation, contiennent, en effet, des albumines qui possèdent du phosphore dans leur molécule. On leur a donné le nom de *protéides*. Elles constituent, physiologiquement, la partie fondamentale des noyaux des cellules. On a reconnu qu'au point de vue chimique, elles doivent être constituées essentiellement par une association lâche d'une matière albuminoïde ordinaire avec une deuxième matière albuminoïde phosphorée, appelée *nucléïne*.

**Nucléïne.** — La *nucléïne* elle-même est loin d'être un complexe relativement simple. Elle peut être dédoublée par une hydrolyse ménagée, qui met ainsi en liberté une molécule d'albuminoïde ordinaire, et un groupement plus stable, à caractère très acide, qui constitue un véritable acide, l'*acide nucléïque*; celui-ci est *spécifique* de la protéïde primitive dont on l'a extrait. Ces acides nucléïques sont donc aussi nombreux que les sources dont ils proviennent.

*Dégradation.* — La constitution de tels corps est des plus complexes. Elle est, au point de vue de l'évolution des nucléo-albumines, et du phosphore dans l'organisme, de la plus haute importance à connaître. Kossel et Neumann, en hydratant les nucléïnes, ont réussi à les dédoubler en mettant en liberté et isolant les principaux éléments constitutifs suivants :

1° *Des hydrates de carbone*, parmi lesquels les *pentoses (sucres en $C^5$)* prédominent.

2° Tout le *phosphore* de la molécule est condensé et concentré sous la forme d'un groupement acide, l'*acide thymique*, qui, par une dégradation ultérieure, est dédoublé en une base azotée, la *thymine*, et de l'*acide orthophosphorique*.

3° Une série de *bases* dont la connaissance est d'une importance capitale :

a) La *xanthine* : $C^5H^4Az^4O^2$

b) La *guanine* : $C^5H^5Az^5O$

c) L'*hypoxanthine* : $C^5H^4Az^4O$

d) L'*adénine* : $C^5H^5Az$

e) La *cytosine*.

Chacune de ces bases semble correspondre à elle seule à une *nucléine* spéciale, qui, par son dédoublement, l'engendre exclusivement. Les nucléines fournissant à la fois plusieurs de ces bases sont donc probablement des mélanges.

L'importance capitale que présentent les bases formulées plus haut réside dans leur constitution qui est, ou la même, ou extrêmement voisine de celle de l'*acide urique*. Il en résulte qu'on doit considérer cet acide urique, comme le terme ultime de transformation des nucléines et nucléoalbumines dans l'organisme. Si sa quantité s'exagère, on est en droit, soit de penser que l'alimentation carnée introduit trop de nucléines dans l'organisme, soit qu'il y a quelque part, dans l'organisme, un processus de dégradation, une fonte véritable de certains tissus *cellulaires* ou *fonctionnels*.

La connaissance de ces considérations, sur lesquelles on reviendra sommairement au sujet du régime albuminoïde, est du plus vif intérêt au point de vue thérapeutique. Les nucléïnes, acides nucléïques et lécithines, tenant, de leurs constitutions et de leurs dégradations mêmes, l'indication d'un rôle, soit d'exagération, soit d'épargne, des molécules phosphorées complexes de l'organisme.

**Substances collagènes**. — Elles constituent un groupe de substances, analogues aux substances albuminoïdes ; leur valeur nutritive a été longtemps contestée, mais on ne peut les passer sous silence, à cause des quantités importantes qu'on en consomme dans les régimes albuminoïdes pratiques.

Les *substances collagènes*, transformées par la cuisson en présence d'eau chaude en *gélatine ordinaire*, existent en très grande quantité dans le régime alimentaire, puisqu'elles forment la substance fondamentale de l'os et du cartilage (*chondrine* et *osséine*). Elles forment aussi une grande partie du tissu *conjonctif* et des *ligaments*. Tout régime *carnivore* en admet donc une quantité notable. Il en existe une proportion importante dans les liquides d'ébullition prolongée de la viande (*bouillons de viande*) (6-8 0/0). La valeur alimentaire de la gélatine ne peut être sérieusement contestée, puisque, pendant la première moitié du siècle dernier, les soupes d'os et de cartilages constituaient la plus claire ration alimentaire des malades des hôpitaux parisiens. Quoi qu'il en soit, la gélatine est une substance qui se *peptonise* moins facilement que l'albumine par action des ferments digestifs, et, si elle peut concourir pour une petite proportion à une association alimentaire, elle ne peut, en aucune façon, remplacer intégralement l'albumine dans le régime quotidien. *L'élastine* du *tissu conjonctif* et des ligaments est une matière très analogue à la gélatine et qui se comporte tout à fait de même au point de vue de l'alimentation.

**Bases de Kossel.** — Il existe des produits de dégradation des albuminoïdes d'une constitution chimique, simple par comparaison avec la molécule de leurs générateurs; il est intéressant de les signaler, à cause des observations qui ont été faites sur leur rôle physiologique. C'est le groupe des bases simples que Kossel a retirées des divers liquides génésiques animaux. Du sperme de poisson, en particulier, on a extrait la *spermine*, (du sperme de saumon), mais des substances analogues existent dans les différents spermes.

*Rôle physiologique et thérapeutique des spermines.* — Les extraits testiculaires de Brown Séquard tiraient leurs actions excitantes probablement des nucléines qu'il contenait, mais aussi de la spermine, qui semble être un excitant et un favorisant des oxydations intracellulaires (Poehl). Les essais thérapeutiques faits dans ce sens n'ont pas encore donné de résultats suffisamment décisifs et qui permettent soit d'infirmer ou de confirmer cette théorie.

## Dégradation physiologique des matériaux albuminoïdes. — *Généralités.* — Les

deux grands foyers du métabolisme organique des aliments albuminoïdes, sont, d'une part l'estomac, et de l'autre, la cavité intestinale. La bouche ne joue aucun rôle dans la dissolution ou la dégradation des albumines. Mais, de ce que les matériaux sont susceptibles d'être dissous et transformés dans les deux cavités ci-dessus désignées, il serait tout à fait inexact de conclure que l'une peut suppléer complètement à l'autre ou réciproquement. Il y a une certaine électivité des fonctions fermentatives de l'estomac ou de l'intestin, c'est-à-dire que, parmi les matériaux albuminoïdes qui ont été passés en revue, certains sont à peu près inattaqués par les uns ou les autres de ces ferments nutritifs ou le sont avec une telle lenteur que l'effet est pratiquement négligeable.

Mais, que la transformation d'une albumine donnée s'effectue exclusivement sous l'influence d'un de ces milieux, ou qu'elle soit au contraire *mixte* avec une simple préférence élective, elle diffère radicalement dans ses moyens, ses étapes intermédiaires, et ses produits finaux. L'une et l'autre de ces transformations vont être étudiées succinctement au point de vue du genre des matériaux auxquels elles s'attaquent, et des dégradations qu'elles leur font subir.

**1° *Digestion et fermentations albuminoïdes dans l'estomac*. — *Pepsine*. —** L'estomac sécrète normalement, par des glandes spéciales, un mélange aqueux de divers ferments, dont le plus important, quantitativement et qualitativement, est la pepsine. Le suc gastrique est normalement acidifié par HCl, et cette réaction du milieu est nécessaire à l'action du ferment. En milieu alcalin, l'action de la pepsine est à peu près paralysée. En milieu neutre, son activité est très médiocre. La pepsine dissout la plupart des matières albuminoïdes. Mais la vitesse de son action est directement fonction de la nature de ces albumines. Les fibrines de la viande, albumines musculaires et sanguines, l'albumine d'œuf, sont rapidement dissoutes par le suc gastrique, si elles lui sont présentées dans un état de *division* convenable, point des plus importants pour assurer le bon fonctionnement d'une digestion.

*Albumoses et peptones stomacales*. — Ces albumines diverses sont préalablement transformées en syntonnies, puis en « albumoses » ; ces matériaux plus simples, premier stade de la dégradation, sont encore coagulables par les acides ou les alcalis. L'action continuant, ces albumines se simplifient et sont finalement transformées en *peptones*, qui marquent le stade ultime de dégradation des albuminoïdes par la pepsine.

Ces peptones, molécules encore complexes quoique très simplifiées, véritables produits de dédoublement des albuminoïdes, ne participent plus qu'à un certain nombre de caractères de ceux-ci : Les peptones ne sont plus coagulables ou précipitables par la chaleur ou les acides, elles sont extrèmement solubles dans l'eau, et un peu solubles dans l'alcool étendu. Par contre, elles donnent encore la réaction du « *biuret* », et sont précipitables par la plupart des agents chimiques précipitants des albumines. Isolées, elles constituent des poudres blanches amorphes des plus hygroscopiques.

*Action du milieu stomacal sur les albumines végétales.* — *Les albumines végétales*, et particulièrement les *glutens* de céréales ou de légumineuses, sont très difficilement attaqués par le suc gastrique. En fait, étant donnée la rapidité relative avec laquelle le bol alimentaire franchit la cavité stomacale (2 à 3 heures au plus), elles ne sont guère attaquées et arrivent à peu près intactes dans l'intestin. « *In vitro* », au contraire, l'attaque, quoique plus ou moins lente, a toujours lieu, et on arrive à la *peptonisation* à peu près intégrale de ces albumines. L'application pratique de ces remarques faite à la thérapeutique dans ces dernières années, a conduit à enrober les produits pharmaceutiques que l'on voulait faire agir exclusivement dans l'intestin, d'une couche de *gluten* ou de *kératine* que le suc gastrique respecte à peu près complètement, et qui ne se dissout qu'à la faveur des ferments intestinaux.

La théorie physiologique veut qu'il y ait absorption des peptones ainsi produites au niveau même de l'estomac. Ici, comme pour les aliments hydrocarbonés et surtout les aliments gras, la même obscurité complète règne sur le processus ultérieur, sinon de désassimilation totale celui-ci étant connu tout au moins par ses termes, mais sur le processus inverse, assimilateur et conséquemment *régradateur* des peptones en albumine. La seule expérience faite à ce sujet a été réalisée par Hofmeister; elle a consisté à mettre en évidence une propriété de la muqueuse stomacale intégrale qui transformerait les peptones en albumines identiques aux albumines alimentaires dont on est primitivement parti. On ne sait rien, en tout cas, du mécanisme intime et biochimique de cette transformation.

Il existe, dans le suc gastrique, un deuxième ferment des plus importants puisqu'il s'attaque à une matière qui forme la base de la nourriture, tout au moins des nourrissons et des malades : la *caséine*. La *présure* coagule la caséine, mais c'est surtout dans l'intestin que la dégradation de la caséine se continue (*caséase*, etc.).

**2° Digestion et fermentations albuminoïdes dans l'intestin**. — Le bol alimentaire, aussitôt arrivé dans l'intestin, y subit, de la part des divers ferments qui s'y rencontrent, et dont la sécrétion est augmentée à ce moment ou postérieurement par un phénomène réflexe analogue à celui qui cause la sécrétion du suc gastrique, des attaques profondes qui portent sur ses diverses matières albuminoïdes.

Il y a, tout d'abord, neutralisation du milieu qui change de réaction et devient neutre ou plutôt légèrement alcalin. Dans ces conditions, tous les matériaux albuminoïdes qu'avaient incomplètement transformés l'action du suc gastrique, et tous ceux qu'avaient complètement respectés ce même suc, se dissolvent facilement et avec rapidité.

***Ferments intestinaux***. — L'ensemble des ferments que rencontre le bol alimentaire dans l'intestin, provient d'un mélange de trois sucs qui ont pu être recueillis et étudiés à part; ils ont chacun leur caractéristique qui leur permet d'apporter dans la digestion leur note fermentative spéciale :

*a*) Le suc pancréatique renferme trois ferments capables d'agir distinctement sur les graisses, les hydrocarbonés et les albuminoïdes. L'action des deux premiers a été signalée dans les chapitres précédents. Le pouvoir *protéolytique* de ce suc est dû à la *trypsine* qui a été isolée à l'état de pureté et conserve son action énergique « in vitro ».

*b*) Le suc intestinal, mélange de plusieurs sécrétions fournies par diverses glandes,(de Brünner, de Lieberkuhn, etc.), a vu longtemps contesté son pouvoir protéolytique. Des récentes études faites sur la question, on peut conclure qu'il est un *sensibilisateur*, un renforçateur de l'action de la trypsine du suc pancréatique, au moyen d'une substance spéciale qu'il sécrète normalement, *l'entérokinase*; celle-ci hâte et facilite la dissolution trypsique des albuminoïdes.

*c)* LE SUC BILIAIRE qui ne joue aucun rôle dans la dégradation des albuminoïdes, et favorise uniquement l'absorption des graisses.

**Rôle de la trypsine et des ferments sensibilisants.** — C'est finalement à l'action dissolvante de la *trypsine* qu'on doit attribuer la dégradation intestinale des matériaux albuminoïdes. Elle est plus énergique que celle de la pepsine. Le ferment pancréatique pousse le dédoublement bien au delà du terme des peptones, qui sont encore des albuminoïdes en divers sens.

*Produits de la fermentation intestinale.* — La trypsine, au contraire, peut transformer les albuminoïdes en des corps ne présentant plus aucune des réactions de ces substances. Les deux produits ultimes et quantitativement les plus abondants d'une pareille digestion complète sont deux acides amidés, la leucine et la tyrosine.

La *leucine* est un acide amido-valérique.

La *tyrosine* est un corps à noyau aromatique :
*L'acide oxyphényl-amido-propionique.*

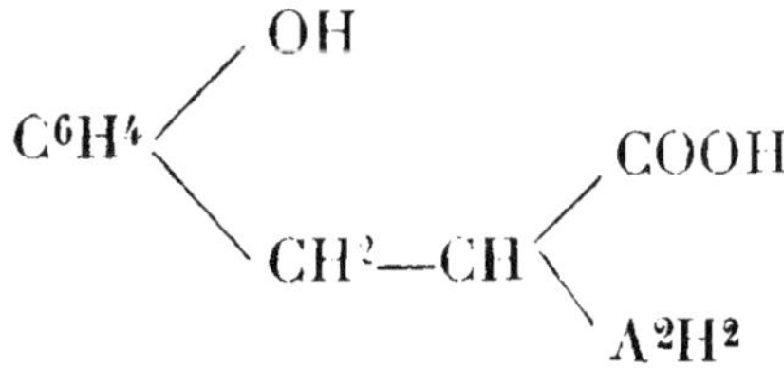



Ce dernier est un corps cristallisé peu soluble dans les milieux alcalins et se déposant facilement dans ces conditions. Ce fait explique qu'on retrouve aisément la tyrosine dans certains matériaux excrémentitiels.

La *digestion trypsique* donne encore lieu à la formation d'autres acides amidés (*aspartique*, *glutamique*, etc.), à celle de bases telles que l'*arginine*, la *lysine* et l'*histidine*; celles-ci n'existent, dans une digestion régulière, qu'en quantités très minimes, ou sont même absentes. En fait, le séjour de la plus grosse partie du bol alimentaire n'étant pas suffisamment prolongé dans l'intestin, la transformation albuminoïde dans cette cavité s'arrête pour la plus grande part à la formation des peptones pancréatiques ou des albumoses solubles, qui ont à peu près les mêmes propriétés que les produits de fermentation stomacale correspondants. On peut dès lors, pour continuer de suivre l'évolution et la destinée de ces produits dans l'organisme, se demander quel est le mécanisme du processus de régradation des peptones et albumines dans leur passage à travers la membrane de l'intestin, puisque intérieurement en dehors de la cavité digestive, on ne trouve plus trace de peptones. Ce mécanisme est encore tout à fait inconnu, il faut se contenter de prendre acte de son existence. La partie connue des phénomènes de digestion, se réduisant pour la part quantitativement la plus importante à un processus de dissolution et de passage à travers une membrane, c'est la partie la plus intéressante des transformations assimilatives ou dégradatrices des matériaux albuminoïdes qui échappe encore complètement à la science. On ne ressaisit le fil des transformations que lorsque, celles-ci étant accomplies dans l'épaisseur intra-cellulaire, il se produit un phénomène d'évacuation des déchets cellulaires, véritables témoins et vaincus de la bataille, qui doivent s'éliminer à chaque instant pour ne pas devenir des poisons vis-à-vis de ces mêmes cellules qui les ont formés et.les expulsent.

*Caséase*. — Les sécrétions intestinales actives contiennent encore un ferment différencié de la trypsine et qui joue sur la caséïne coagulée antérieurement dans l'estomac, le rôle inverse de la présure : ce ferment est la caséase qui réduirait peu à peu la caséïne en la transformant, suivant des processus encore très mal connus en albumines et finalement en peptones tout en respectant la partie phosphorée, nucléïnique de la caséïne primitive.

On peut, en résumé, tracer ainsi le *schéma* des dégradations progressives des divers matériaux albuminoïdes après leur introduction dans la cavité digestive :

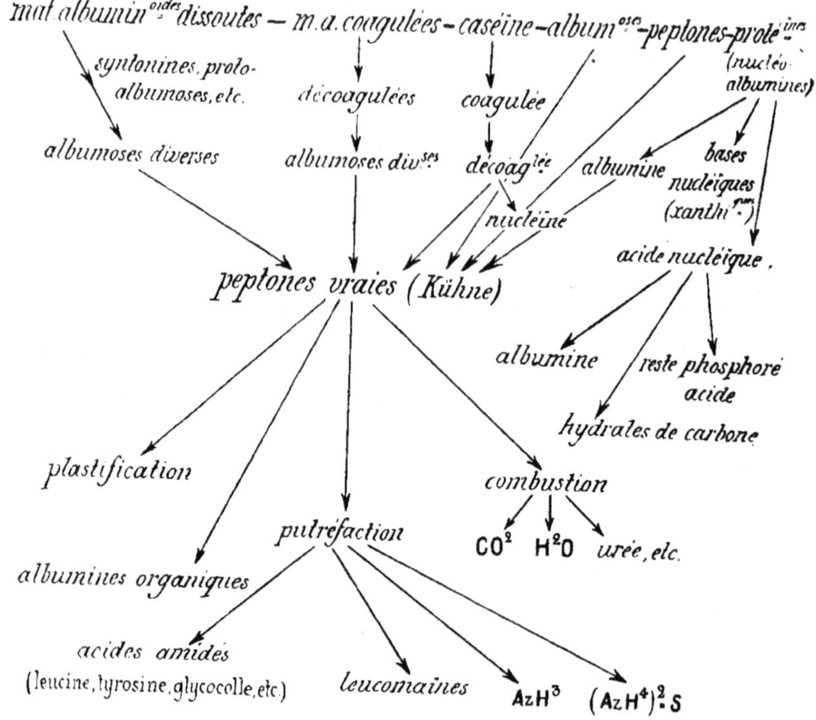


## Dégradations accessoires et anormales des aliments albuminoïdes dans l'organisme.

— Comme les principes gras ou hydrocarbonés, les albuminoïdes, quoique ayant une série de processus de dégradation parfaitement déterminés à l'heure actuelle, sont susceptibles, sous diverses influences morbides ou anormales, de s'écarter de la ligne physiologique en donnant des produits anormaux intra-organiques.

***Rôle des micro-organismes.*** — Si, par exemple, à l'intérieur de l'estomac, on trouve une flore microbienne capable de sécréter une trypsine active ou un ferment analogue agissant en un milieu légèrement acide, au lieu de s'arrêter au terme peptone, les albumines peuvent s'y dégrader, jusqu'à fournir des acides amidés comme la leucine, ou des corps analogues cristallisables comme la tyrosine. C'est, en fait, ce que l'on a observé dans un certain nombre de cas. Les *gaz stercoraux* d'autre part, qui, dans une digestion bien réglée, ne se doivent produire qu'en petite quantité, ont leur volume considérablement exagéré, et sollicitent leur sortie par l'anus. Enfin, dans le cas où des dégradations anormales des éléments albuminoïdes se produisent dans l'organisme même, on en peut retrouver la trace dans l'émonctoire urinaire.

## Le régime des albuminoïdes.

Nécessité du régime normal. — Suralimentation albuminoïde. Indications et contre-indications générales. — Réalisation pratique des régimes riches en albuminoïdes. Formes avantageuses et sources économiques des matériaux albuminoïdes. — Viande, pain, légumineuses. Alimentation albuminoïde artificielle. Extraits de viande. Poudres de viande. Caséïnes.

Albumines végétales pures. Maïsine. — Formes d'accommodation culinaire. — Régimes types de suralimentation azotée.

***Généralités***. — Nécessité des albuminoïdes. — Dans l'étude succincte de la destinée et des transformations successives des éléments albuminoïdes dans l'organisme, un point ressort de lui-même ; c'est le caractère intrinsèque de nécessité absolue que présente la matière albuminoïde vis-à-vis de l'entretien de la vie. Le carbone, l'oxygène, l'hydrogène, sont aussi indispensables que l'azote à l'entretien des combustions vitales ou des constructions cellulaires, mais il n'est pas essentiel qu'ils soient pris dans tel ou tel élément du régime. On peut vivre sans hydrates de carbone, et l'on peut vivre sans graisses ; *on ne peut pas vivre sans matières albuminoïdes*. Comme celles-ci ont pour caractère tout à fait singulier de contenir *toutes* de l'azote, on reporte par simplification cette nécessité sur celui-ci : Il en résulte qu'on ne peut pas vivre sans un apport régulier d'azote. La désassimilation, les usures intra-organiques qui détruisent lentement la trame de nos tissus portent exclusivement sur des albumines ou des protéines ; il y a donc nécessité absolue de fournir régulièrement la matière première des réparations, c'est-à-dire ces albumines elles-mêmes.

**Grandeur du besoin d'azote.** — Dans les considérations qui ont amené à définir l'état d'équilibre du corps humain, dit *équilibre azoté*, le chiffre d'albumine indispensable à ces dépenses quotidiennes de combustion et d'entretien plastique a été évalué à une moyenne de 100 à 110 grammes. Cette moyenne apparaît souvent trop élevée en pratique ; beaucoup d'individus adultes se portent parfaitement bien et vivent dans un état plus ou moins voisin de l'équilibre avec des rations azotées de 75 et 80 grammes.

**Régimes surazotés.** — Il y a lieu, comme dans le cas des graisses et des hydrates de carbone, d'envisager des régimes spéciaux où ces quantités quotidiennes d'albumine sont élevées dans une proportion plus ou moins élevée. Ces régimes dits de *suralimentation azotée* correspondent à des indications pathologiques ou thérapeutiques qui sont brièvement indiquées au chapitre suivant. Peut-on, comme pour les régimes d'aliments ternaires, faire des réalisations pratiques de régimes riches en albuminoïdes? La chose fort aisée, en principe, ne l'est plus autant dans la réalité. Cela tient à diverses causes :

1° Le régime des albuminoïdes purs pris dans l'alimentation naturelle est des plus difficiles, sinon impossible à composer, à cause du mélange de ces substances avec divers autres corps.

2° Le régime des albuminoïdes est extrêmement coûteux.

Les aliments les plus riches en albumine sont :

*a*) *La viande* ;

*b*) *Les légumineuses* et certaines *farines*.

Or la viande contient, au maximum, 17-20 0/0 environ d'albumine, de 1,5 à 5 0/0 de graisse, 76-78 0/0 eau, et environ 2 à 3 0/0 de matières extractives.

On voit quel poids énorme de viande il faut introduire dans le régime journalier pour effectuer un supplément notable d'albumine. Si l'on veut assurer une surconsommation de 40 gr. d'albumine, c'est, au minimum, 200 gr. de viande supplémentaires qui doivent être ordonnés. Le régime normal exigeant déjà

250 à 300 gr., c'est une quantité de 500 gr. de viande quotidiens qu'il faut introduire dans l'alimentation du patient. Outre que le volume occupé par une pareille nourriture vient souvent rendre impossible son ingestion intégrale, la chair musculaire, prise à aussi haute dose, introduit une quantité trop forte de bases extractives et parfois de leucomaïnes de nature diverse, qui peuvent jouer dans l'appareil nutritif du malade un rôle nocif.

Les 50 grammes complémentaires d'albumine peuvent être, en outre, demandés, soit au pain, soit aux légumineuses. Les obtenir du pain seul est illusoire, et pourrait être dangereux : cela exige, en effet, l'absorption de 700 à 800 gr. de pain blanc. Peu de personnes sont aptes à digérer de pareilles quantités de féculents. Une meilleure pratique est de rechercher ce complément des albumines dans l'usage des légumineuses. Celles-ci contiennent jusqu'à 24 et 25 0/0, (pois et lentilles par exemple), de matières azotées assimilables. Le complément du régime peut être assuré par 200 gr. de ces légumineuses accommodés d'une façon quelconque. C'est encore un poids respectable pour des légumes secs qui, gonflés d'eau, gagnent du poids et occupent un volume assez considérable.

***Prix élevé de l'alimentation azotée.*** — Le deuxième inconvénient d'un tel régime, qui a sa valeur capitale dans bien des cas, est son prix. La viande, qui en forme la base essentielle, est un aliment extrêmement coûteux ; si cette considération n'a qu'une minime importance, lorsqu'il s'agit des classes aisées de la société, elle se place, au contraire, au tout premier rang, et devient souvent dirimante, s'il s'agit, soit des classes pauvres, soit des établissements hospitaliers destinés aux individus de ces classes pauvres et qui jouissent de budgets modestes ou insuffisants.

***Albumines artificielles et concentrées.*** — Pour toutes ces raisons, on en arrive nécessairement à la conclusion que, pour assurer un régime de suralimentation azotée, en n'encombrant pas trop le tube digestif du malade, et en ménageant sa bourse, il faut trouver et, au besoin, créer des sources riches en matières azotées ou des aliments *concentrés artificiellement* en ces mêmes principes. S'il est indispensable de conserver aux aliments comme la viande crue ou saignante une place dans le régime du patient, une large part de son besoin azoté n'en devra pas moins être couverte par les albuminoïdes artificiels ou les aliments concentrés de cette nature. Le médecin doit bien connaître ces substances et savoir les apprécier au double point de vue de leur préparation plus ou moins parfaite et de leur assimilabilité.

*Bouillons. Extraits de viande.* — Le plus ancien groupe de ces aliments est dérivé de la viande musculaire. Avant qu'on ne sache bien ce qui, dans celle-ci, était réellement *digestible* et dégradable par les processus fermentatifs ordinaires, on pensait que le *jus de la viande*, exprimé ou décocté, était sa partie réellement nutritive. C'est dans ce but que Liebig fit connaître les propriétés de ce que l'on appelle l'extrait de viande proprement dit, et, plus généralement, des extraits de viande moins concentrés tels que le vulgaire bouillon. Ces préparations sont considérées actuellement comme des condiments, mais n'ont pas de valeur digestive. Elles ne doivent guère entrer en ligne de compte que pour l'azote albuminoïde sous forme de *peptones* qu'elles peuvent contenir. Le prix auquel elles sont vendues, et l'énorme proportion de matières étrangères plutôt nuisibles, les font, en somme, rejeter absolument au point de vue de l'établissement pratique des rations surazotées.

*Poudres de viande.* — Tout autres sont · les poudres de viande et préparations analogues, plus ou moins masquées et mélangées à diverses autres substances. La viande, rôtie ou desséchée dans certaines conditions spéciales, peut ensuite se pulvériser en donnant une poudre d'un goût non désagréable, si l'on est parti de muscle parfaitement frais. L'eau entrant pour les 3/4 dans la composition de la chair musculaire, on trouvera un très grand avantage, au point de vue du volume et du poids, à se servir de ces substances azotées. En fait, ces substances ont généralement peu de succès. Mal préparées, avec des viandes de qualité inférieure et plus ou moins fraîches, elles possèdent un goût désagréable, un fumet de viande gâtée, et peuvent contenir des leucomaïnes ou ptomaïnes plus ou moins toxiques. La meilleure est encore celle que l'on fabrique soi-même avec du bifteck de première qualité. Mais cette préparation est délicate, et, en fait, elle est impraticable chez bien des malades.

*Albumoses et peptones*. — Les poudres de viande n'ayant pas eu de succès, on s'est adressé à toute une classe de succédanés des albuminoïdes de la viande, c'est-à-dire aux produits de première digestion pepsique de la viande, tels que les peptones ou mieux les albumoses. Les peptones artificielles du commerce constituent, à l'heure actuelle, une grosse part des matériaux usités dans l'arsenal de la surazotation. Il faut reconnaître qu'elles ne méritent guère cette vogue ; outre que les peptones, faites avec des viandes qu'on ne peut pas contrôler, sont sujettes à contenir des principes plus ou moins toxiques et à posséder un goût souvent nauséabond, au point de vue de l'assimilation, la physiologie et la clinique sont loin de leur accorder une place prépondérante. Pour certains auteurs, les albumines faites ainsi « in vitro », ne sont plus guère susceptibles d'être digérées ; — à côté de cette opinion exagérée, il peut trouver place une autre qui attribue aux peptones, du fait même de leur dégradation *ante-stomacale*, une diminution dans leur valeur énergétique et plastique.

Les peptones et les soi-disant albumoses sont, en réalité, des aliments peu agréables, peu efficaces, et surtout extraordinairement coûteux. Leur usage, en tout état de cause, ne peut être conseillé qu'aux riches, et telle peptone de marque célèbre revient, pour la quantité entrant dans un régime, à une somme qui dépasse 7 à 8 fr. par jour.

L'aliment azoté agréable et économique, n'existant pas dans la nature, ne pouvant se trouver dans les succédanés de la viande musculaire et de la fibrine, sous les formes d'albumines et de peptones, il n'y a plus, pour résoudre le problème, qu'un seul groupe de produits auxquels on puisse à bon droit s'adresser. Ce sont les *albumines végétales* et leurs produits dérivés. La théorie ne peut plus faire aucune objection à leur emploi, et tout ce que l'on sait de leur dégradation intraorganique vient confirmer l'opinion qu'elles sont d'excellents aliments azotés. Malheureusement, il était jusqu'à présent extrêmement difficile d'isoler ces albumines de leur gangue végétale formée de produits plus ou moins indigestibles. Les essais faits en ce sens jusqu'en ces dernières années, n'avaient pas été très heureux. Les albumines ainsi préparées étaient très impures et contenaient une trop forte proportion, ou de cendres, ou de fécule, ou de cellulose inerte.

*Caséïne. — Rejet de cette substance. —* On crut avoir trouvé, il y a quelques années, dans un produit qui obtint à l'origine un certain engouement, la solution rêvée. Des énormes quantités de *petit lait* laissées dans l'industrie par la fabrication du beurre, on songea à extraire la caséïne, nucléo-albumine, qui a été étudiée plus haut. On retirait ainsi une matière albuminoïde assez impure, mais d'un prix minime, que le commerce revendait à très haut prix. Engouement et prix n'étaient en aucune façon justifiés par les qualités intrinsèques de la caséine. Cette albumine contient un noyau indigestible qui n'est même pas une nucléïne vraie, pouvant fournir par sa dégradation un acide nucléïque physiologiquement actif. On ne peut la priver de l'odeur nauséabonde de petit lait ou de vieux fromage inhérente aux résidus dont on la trie, et il n'y a pas, en fait, un seul malade sur dix qui la puisse avaler sans dégoût. Au cas où l'on parvient à la faire prendre, on obtient, dans son usage, des *troubles* soit *gastriques*, soit *intestinaux*. C'est donc, sous sa forme actuelle, un médicament-aliment à proscrire d'une façon absolue.

*Albumines végétales.* — Les albumines végétales du genre du gluten sont d'une conservation impossible. Au moment de leur préparation même, elles fermentent et deviennent nauséabondes.

En appliquant une suite de procédés chimiques raisonnés, on est parvenu récemment à extraire, à un état de pureté absolument parfait, toute la matière albuminoïde du maïs. Les propriétés hautement nutritives et digestives de la farine de maïs sont connues de toute antiquité. Il s'ensuit que l'albumine toute spéciale de cette céréale est l'une des plus assimilables et des plus facilement dégradables par les sucs digestifs. Le maïs étant une céréale peu coûteuse, on peut obtenir ainsi la matière albuminoïde type à des prix de bon marché non accessibles jusqu'à ce jour. Ce produit a été désigné sous le nom de Maïsine. Il se présente sous forme d'une farine, blanc jaunâtre et sans goût. Titrant 15, 5 0/0 d'azote, une quantité quotidienne de 100 grammes de cette substance suffit à couvrir complètement le besoin d'albumine d'un individu moyen. Pour les jeunes organismes, cette quantité peut être descendue, toute proportionnalité gardée, à 40-50 ou 60 grammes environ.

C'est là, jusqu'à présent, la meilleure solution donnée à l'obtention d'une matière albuminoïde pure, introductible, en toute proportion, dans un régime d'azotation ou de surazotation. Certaines autres matières végétales sont, sans doute, susceptibles de laisser extraire leur albumine si on les traite par un procédé convenable. C'est, en tout cas, dans cet ordre d'idées que l'on doit vraisemblablement chercher de nouvelles solutions à ce délicat et capital problème.

## VALEUR DES MATÉRIAUX ALBUMINOIDES DANS L'ALIMENTATION

Régimes de réparation, de convalescence, et de dépense organique. — Relation entre la consommation albuminoïde et l'engraissement. — Régime des tuberculeux.

*Généralités*. — La répartition et le choix des matériaux albuminoïdes dans un régime sont parmi les plus difficiles et les plus importants des problèmes que se pose la diététique. Cela tient à ce que ces matériaux ont, dans l'alimentation, une place exclusive. Ils ne sont remplaçables par aucun autre, et, dans de bien plus étroites limites que les autres classes d'aliments, sont astreints à voir leur proportion, non seulement par individu, mais par groupe d'individus, garder une stabilité des plus singulières. En fait, pour une série d'hommes moyens en bonne santé on a reconnu que le besoin d'albumine quotidien ne variait guère dans des limites excédant 20 à 30 gr. alors qu'en moyenne le poids de l'ingestion totale est de 100 gr.

Il est cependant des cas où le régime moyen en albumine sort de ses limites usuelles et atteint une valeur plus considérable. Développer cette question qui n'a été jusqu'ici que l'objet d'investigations tout empiriques et qui reste entièrement à édifier au point de vue scientifique, ne rentre pas dans le cadre de ces « principes ». Il faut cependant indiquer et discuter deux des cas où, manifestement, un régime de surazotation est, non seulement bienfaisant, mais indispensable.

*Propriétés spéciales du régime azoté.* — 1° Le régime de surazotation est un *régime de réparation*. L'albumine n'est pas un *combustible* d'une valeur exceptionnelle dans l'organisme. Ce n'est pas lorsque celui-ci a un coup de feu à donner, ou a besoin d'un développement rapide de calories que l'ingestion d'albumine s'impose. Ce sont les hydrates de carbone qui peuvent jouer ce rôle et c'est à eux qu'on le demande. Le sucre, l'alcool même, accomplissent au mieux cette besogne. Mais seule l'albumine est *plastique*, et est apte, par divers processus intra-organiques, à se modaliser en constituant les cellules mêmes du tissu humain. Si l'organisme a subi une déchéance quelconque, pertes de substance et pertes de tissus se traduisant par une perte proportionnelle de poids, les hydrates de carbone et les graisses ne peuvent, isolées, servir à sa réparation. L'albumine est la seule matière qui *se fixe*. Elle se fixe d'autant plus facilement qu'on a calqué la grandeur de son ingestion sur la grandeur des pertes et, conséquemment, des besoins de l'organisme.

Le premier cas, où l'organisme se trouve ainsi en déchéance azotée, est la *convalescence qui suit la défervescence des maladies aiguës*. Au moment de l'entrée en convalescence du patient, son organisme n'est pas en équilibre; il a beaucoup maigri, il a consommé beaucoup de tissus, et l'examen de ses émonctoires prouve surabondamment qu'il fait de la *rétention azotée*. Celle-ci sert exclusivement à l'auto-réparation de ses tissus. L'équilibre se rétablit peu à peu avec la santé du malade lui-même. Il s'ensuit qu'un régime de convalescence bien compris doit être tel qu'il favorise au plus haut point cette réparation albuminoïde; pour cela, il doit contenir plus d'albumine qu'un régime normal, tout en comprenant une quantité suffisante de graisse et d'hydrates de carbone qui permettent à l'organisme de laisser l'albumine jouer presque uniquement son rôle plastique.

La difficulté pratique provient de ce que, à cause des sources naturelles d'albumine, pour forcer les doses de ce corps, on est obligé d'élever aussi considérablement le poids du régime, ce qui peut le rendre malaisé à ingérer. Les albumines pures et artificielles peuvent rendre ici les plus grands services. Dans l'état actuel de la diététique, on donne avec avantage les poudres de viande, les albumoses, la somatose, etc. Tout régime de cette nature doit, bien entendu, être contrôlé par des *examens fréquents et comparatifs de l'élimination azotée du patient*, et la quantité d'albumine quotidienne ingérée doit s'élever progressivement en fonction de la courbe du relèvement azoté dans les émonctoires.

2° Il y a un autre cas, où la suralimentation azotée est utile. Elle a donné là des résultats certains, bien qu'empiriques jusqu'à présent. Il s'agit des maladies où il y a fonte lente et permanente, désorganisation progressive et sûre de certains tissus. Dans la *tuberculose*, la suralimentation azotée, avec une thérapeutique diététique bien comprise, est l'un des plus puissants adjuvants du traitement. Il ne s'agit pas de cette grossière suralimentation qui consiste, comme on l'a fait trop longtemps, et comme cela se fait encore, à gaver littéralement le malade, à le bourrer d'aliments plus ou moins digestibles, en quantités bien supérieures à la force même de transformation de ses liquides digestifs. Il suffit que les féculents et les graisses soient donnés, suivant l'état digestif du malade, en quantités suffisantes pour laisser aux albuminoïdes l'intégrité de leur rôle plastique. Cette introduction des albumines en excès dans le régime est considérablement facilitée lorsqu'on peut l'effectuer au moyen des albumines pures, qui n'alourdissent pas, outre mesure, le poids de la ration quotidienne. De cette observation découle la tendance, qui existe depuis nombre d'années, à prescrire les poudres de viande et les albumines dans le régime des tuberculeux.

Ces deux exemples esquissés suffisent à montrer l'importance capitale du rôle de l'albumine dans les régimes de suralimentation.

*Engraissement.* — En général, l'engraissement que l'introduction en excès de l'albumine dans certains régimes est susceptible de procurer, se distingue essentiellement de ceux qu'on peut obtenir avec certains régimes d'hydrocarbonés et de graisses.

Cet engraissement est plus lent : Il résulte d'une reconstitution plastique d'éléments usés ou brûlés par une maladie aiguë ou une affection lente ; mais lorsqu'on l'obtient, il constitue un *gain réel*.

L'engraissement des régimes gras, au contraire, est un engraissement de *bouffissure*. Ce sont des réserves grasses qui se sont déposées un peu partout, et qui, après avoir dépassé la proportion physiologique, envahissent les organes en gênant leur jeu, et en créant des difficultés ou des impossibilités de fonctionnement qui peuvent devenir des plus graves.

L'engraissement gras constitue ainsi un résultat tout artificiel et qui peut être aussi peu durable que l'on veut. L'engraissement azoté, portant sur le poids de substance réintroduite et l'eau qui sert à l'imbiber, constitue au contraire un bénéfice durable.

Pour terminer cet aperçu des applications du régime azoté ou surazoté, il faut signaler qu'on en peut faire, à certaines conditions, un régime d'amaigrissement. Il suffit de donner simultanément des quantités *insuffisantes* d'aliments hydrocarbonés ou gras, pour forcer la matière azotée elle-même à subir les processus déviés qui lui permettent de suppléer dans l'organisme à l'absence de graisse ou de féculents. Ce résultat péniblement atteint, l'équilibre énergétique, suivant la loi de l'isodynamie, se trouve satisfait, mais il devient impossible qu'il se dépose dans l'organisme la moindre quantité de graisse. Il suffit d'examiner un certain nombre de régimes, parmi les plus célèbres qui aient été préconisés contre l'obésité, pour constater que, plus ou moins consciemment, la plupart d'entre eux sont ordonnés de façon à respecter et à appliquer le bénéfice de ce dernier principe.

## MATÉRIAUX ALIMENTAIRES LIQUIDES

**Boissons**. — Dans la pratique des régimes et de l'alimentation journalière, les boissons peuvent être de natures très diverses en apparence.

En réalité, il n'y a qu'un seul aliment liquide indispensable : c'est l'*eau*. L'organisme est un vaste bain-marie dans lequel s'effectuent un très grand nombre de processus chimiques délicats ; mais la présence de l'eau est indispensable à son bon fonctionnement, non pas seulement comme un excellent répartiteur et régulateur de l'énergie calorifique, mais aussi comme un véritable *milieu* physique et chimique pour l'accomplissement des réactions. Il en résulte que, dans la discussion et l'examen des modes d'administration et du quantum des rations quotidiennes aqueuses, il y a lieu de signaler et de tenir un grand compte pratique de la diversité des eaux naturelles, de leur température, etc.

Enfin, l'appréciation de la *composition* des eaux, en dehors de la question primordiale de *potabilité* et de *stérilité*, reste du plus haut intérêt, après avoir constaté l'étroite connexité qu'elle offre dans ses rapports avec la question des *eaux minérales* proprement dites.

**Eaux chimiques et eaux naturelles.** — L'eau, qui offre au point de vue chimique la composition simple d'un oxyde d'hydrogène, représenté par le symbole $H^2O$, est, en réalité, le corps que l'on rencontre dans la nature sous la forme la plus impure et la plus souillée de matières étrangères. Cela tient à ses propriétés d'être un milieu vital pour nombre de corps ou d'êtres et à ses aptitudes physiques et biochimiques toutes particulières. L'eau est le corps qui dissout de beaucoup le plus grand nombre d'autres corps. Un très grand nombre de matières organiques, un plus grand nombre encore de matières minérales sont solubilisées par l'eau. Aux yeux d'un examinateur superficiel, l'eau peut apparaître comme un agent chimique relativement peu actif, car elle ne produit pas les réactions brillantes des autres complexes de la chimie minérale. Mais la forme de sa molécule chimique convient particulièrement bien à son assimilation organique et il n'y a pas, en fait, un seul grand processus biochimique de dégradation ou de regradation alimentaires ou cellulaires, qui s'accomplisse sans une intégration ou une désintégration d'un nombre souvent considérable de molécules d'eau. C'est du reste à ce rôle chimique que tient l'importance physiologique capitale du rôle de l'eau.

1º *Eau chimique.* — La molécule $H_2O$ n'existe à l'état pur que dans l'eau dite *distillée;* encore ce dernier cas ne se réalise-t-il pas complètement dans la pratique; rien n'est plus difficile à obtenir qu'une eau absolument dépourvue de tout élément chimique étranger. Si les sels minéraux sont d'une séparation relativement aisée, les matières organiques, quelquefois plus ou moins volatiles, et les gaz, ne peuvent être éloignés que par une distillation très rigoureuse. Encore l'eau, sitôt distillée et refroidie à l'air, redissout-elle des gaz. Au point de vue des impuretés organisées, le problème devient plus délicat encore, et, si par la distillation et la volatilisation on se débarrasse des cadavres de bacilles et micro-organismes qui existaient antérieurement dans l'eau, les germes de l'air tombant dans celle-ci la contaminent à nouveau sitôt refroidie. A propos des qualités de l'eau bouillie, certains théoriciens ont été jusqu'à prétendre qu'une eau, privée de germes, se réinfectait d'autant plus rapidement, et en vertu de cette propriété, devenait d'autant plus nuisible à la consommation. Quoi qu'il en soit, une eau distillée, chimiquement pure, n'est pas la plus propre à l'usage alimentaire. L'eau, comme aliment, n'a pas un seul rôle chimique bien déterminé. Elle agit aussi comme complexe, renfermant de petites quantités, ou même des proportions infinitésimales de certains corps. L'eau distillée ne constitue qu'un excellent milieu pour l'accomplissement des réactions qui réclament sa présence comme dissolvant ou agent actif. Dans l'alimentation ordinaire, il est indispensable d'employer les eaux naturelles, qui sont les véhicules de quelques éléments minéraux indispensables à la structure et au bon fonctionnement de l'organisme. En soumettant encore l'analyse de ce cas à la lumière de l'étude des phénomènes *osmotiques*, on voit que l'eau distillée, chimiquement pure et absolument déminéralisée, ne constitue pas une boisson d'*équilibre*. A l'inverse des solutions salines concentrées, après son arrivée dans l'estomac ou l'intestin, elle pénètre par dialyse dans les voies sanguines, et y joue le rôle d'un diluant du sang. Elle peut d'ailleurs réaliser ce phénomène par deux moyens différents :

1° En passant dans le sang, l'eau distillée augmente le volume total de cet émonctoire, d'où il résulte une *diminution de la concentration saline du sérum.*

2° Par l'établissement entre les deux parois d'une *pression osmotique* tendant vers l'équilibre, il peut y avoir passage des sels du sang dans l'eau pure de façon à relever la tension de cette dernière solution, et ce phénomène tend encore vers la diminution de la concentration *réelle* du sang.

***Eaux naturelles***. — *Diverses conditions de consommation*. — L'eau, suivant les terrains ou les couches filtrantes qu'elle est appelée à traverser, ou suivant les parois plus ou moins attaquables de ses bassins de réserve naturels, contient en dissolution de plus ou moins grandes quantités de matières minérales. La nature de ces éléments varie aussi avec les mêmes conditions, de sorte que des eaux de diverses origines et de divers pays présentent entre elles de très grandes différences. Il est des plus importants, au point de vue de la pratique médicale journalière, de savoir apprécier une eau, et sinon l'analyser soi-même, du moins interpréter convenablement les résultats d'un *dosage* que le client ou le patient aura fait pratiquer sur le désir du médecin. L'établissement des conditions d'hygiène générale et journalière d'un individu ou d'une famille, qui doivent être le fait propre et le but du médecin « *de famille* », à une époque où les progrès mêmes de la science et de l'hygiène diminuent considérablement le nombre des affections aiguës, ne peut se faire à coup sûr, on ne saurait trop le répéter, si le raisonnement du médecin ne peut s'appuyer, prendre un fondement relativement solide sur la mise en évidence de certains faits analytiques positifs.

*Eaux calciques.* — L'existence dans une eau de consommation journalière de quelques décigrammes de trop d'un sel de chaux peut fort bien être, sinon la cause même, du moins la cause perpétuante et prolongeante d'un état *dyspeptique* ou *diarrhéïque* persistant. Le bicarbonate et le carbonate de chaux agissent, en effet, en leurs qualités de sels très faibles, comme des bases libres vis-à-vis de l'acide chlorhydrique libre ou très faiblement combiné de la cavité stomacale. En le saturant, elles font perdre au milieu digestif son acidité normale et indispensable ; la dégradation alimentaire *pepto-formatrice* se trouve tout particulièrement réduite ou même annihilée, et il est bien reconnu, scientifiquement et cliniquement, à l'heure actuelle, que nombre de dyspepsies ou d'états diarrhéïques persistants chez des malades en bonne santé par ailleurs, dérivent uniquement d'une *hypoacidité* des sucs digestifs de l'estomac. Ces états cessent d'ailleurs, aussitôt que la cause cesse, et, qu'artificiellement, ou sous l'influence d'un régime prolongé, on ramène le suc gastrique à son acidité normale. L'observation populaire longuement répétée a probablement cherché à exprimer cette action toute particulière des eaux trop chargées en sels de chaux carbonatés, en disant qu'elles sont « *lourdes* » à l'estomac et qu'on ne les digère pas. En langage scientifique, cela ne revient à autre chose qu'à dire que les conditions du milieu digestif, créées par l'introduction d'une eau calcique, sont défectueuses. Ces questions les plus simples sont, du reste, parmi les moins soigneusement étudiées, et il est certain que, pour appuyer sur des bases certaines les pratiques ou les prescriptions médicales, une étude des conditions plus ou moins bonnes dans lesquelles sont placées les diverses catégories d'aliments solides, graisses, hydrocarbonés, albumines, si le milieu digestif est plus ou moins chargé en sels de diverses natures, doit être réalisée très soigneusement « *in vitro* ». Ces petits faits, qui peuvent passer inaperçus à l'œil médical habitué à la vue pathologique grossière, sont, en réalité, les plus importants ; ce sont ceux qui dirigent et gouvernent le sens de la vie, en abrégeant souvent d'une façon considérable la longueur de sa durée. Il est certain qu'un individu, ayant vécu toute son existence sur son terroir primitif, et qui, par le fait d'une eau toujours la même, défectueuse et bue à tous les repas, est devenu ainsi *dyspeptique* ou « *mal peptique* », d'une manière perpétuelle, en a souffert, dans une proportion que nous ne sommes pas encore à même d'évaluer, dans son évolution générale, dans ses intégrations et désintégrations moléculaires de chaque instant. Remarquons aussi que l'absence de ces mêmes sels de chaux ou la diminution très forte de leur teneur peut être également nuisible. La chaux est une base nécessaire à la constitution de notre charpente osseuse. et nos aliments n'en sont pas riches. Des expériences récentes et concluantes ont montré que, sur des portées de jeunes animaux les plus identiques possibles, les individus privés de sel de chaux se développaient beaucoup moins bien, avaient une croissance bien moins rapide, étaient infiniment moins résistants que leurs frères élevés à l'alimentation habituelle plus ou moins riche en sels de chaux.

Il y a donc là une limite, un équilibre extrêmement délicats à saisir et à fixer. Dans tous les
cas douteux, chaque fois que l'on n'a pas à faire
à l'eau d'une grande ville, de composition connue,
plus ou moins bien surveillée par des savants
compétents, on devra pratiquer l'*estimation*, tout
au moins grossière, des quantités de *sels de chaux*
contenus dans une eau d'alimentation. Cela revient, dans la pratique, à évaluer le *degré hydrotimétrique* d'une eau : On utilise, pour cette
détermination, la propriété que possède une eau
savonneuse de mousser d'une façon plus ou moins
persistante. Une eau distillée, dans laquelle on
introduit une certaine proportion de savon pur,
mousse d'une façon très persistante lorsqu'on l'a
agitée convenablement : Si l'opération a été faite
dans un vase de forme et de volume donnés, avec
des proportions déterminées d'eau et d'une solution titrée de savon, on constate que le temps de
persistance de la mousse savonneuse est d'autant
moins long que l'eau en essai est plus chargée
en sels de chaux. Cela tient à ce que la chaux du
sel précipite les acides gras du savon à l'état
de sels de chaux insolubles qui n'ont plus la
propriété de mousser. Tant qu'il existe encore

de la chaux dans la liqueur, la mousse n'est pas *persistante* : on admet, à la limite, que lorsque la mousse, après des additions successives de savon, reste persistante après un temps donné, par exemple cinq minutes, il n'y a plus de chaux dans la liqueur. En utilisant une échelle spéciale, on voit qu'on peut obtenir ainsi des chiffres proportionnels à la quantité de chaux dans la liqueur : cette estimation est suffisante dans la pratique, — car ces indications en degrés hydrotimétriques sont comparables à celles qu'indiquent des types moyens d'eaux reconnues bonnes pour la consommation.

*Eaux séléniteuses.* — Les eaux du bassin de Paris, par exemple, et celles qui sont servies aux habitants de la capitale, sont déjà très riches en sels de chaux, à cause de la nature calcaire du terrain. Mais, pour une bonne part, leur degré calcique est dû au sulfate de chaux et non au carbonate de chaux. De pareilles eaux portent le nom de « *séléniteuses* ». Il n'en est pas moins vrai que, sous ce rapport, les eaux de Paris sont loin d'être de première qualité.

Lorsqu'on habite un pays, et qu'on est réduit à boire ainsi une eau présentant un excès nuisible d'éléments minéraux, il y a plusieurs solutions diététiques à envisager. On peut abandonner entièrement l'usage des eaux régionales, et consommer des eaux minérales, en les choisissant d'après les considérations et les règles qui sont exposées plus loin. Cette solution n'est pas toujours, ni pratique, ni même possible, si l'on se trouve dans un petit pays, où l'accès des eaux minérales est malaisé et par trop coûteux. Le médecin peut alors recommander aux malades, — ou l'usage d'*adoucissants* des eaux — ou la simple ébullition. Ce dernier moyen d'adoucir l'eau est assurément le plus pratique, lorsqu'il est suffisant. L'ébullition, en dehors de toute surcharge minérale à éliminer, est une précaution à observer rigoureusement et universellement. On fait ainsi d'une pierre deux coups. La chaux est dissoute dans les eaux à l'état de bicarbonate calcique. Instable sous l'action de la chaleur, ce dernier sel se décompose à l'ébullition de l'eau, en mettant en liberté de l'acide carbonique et du carbonate de chaux, qui, tout à fait insoluble, se dépose au fond du vase. Il suffit de laisser refroidir l'eau bouillie avec toutes les précautions désirables, et de la décanter pour séparer la couche inférieure des sels de chaux. Le degré hydrotimétrique d'une eau, lorsqu'il est dû à des sels carbonatés, se trouve ainsi considérablement abaissé.

Si l'eau est *séléniteuse*, au contraire, ce moyen est impuissant car le sulfate de chaux ne précipite pas par la chaleur. Il ne reste qu'un seul moyen chimique, employé depuis longtemps dans l'industrie pour fournir des eaux suffisamment douces aux machines à vapeur, l'emploi *d'adoucissants*. Ceux-ci consistent essentiellement en sels de soude solubles, et surtout, au point de vue alimentaire, en carbonate de soude. Il se fait la double décomposition exprimée par l'équation chimique suivante :

$$CO^3Na^2 + SO^4Ca = CO^3Ca + SO^4Na^2$$

Le sulfate de soude soluble se dissout dans l'eau, et le carbonaté calcique se dépose ; il suffit de décanter pour séparer l'eau du précipité. Mais si cette solution est excellente dans l'industrie, où le sulfate de soude, sel parfaitement neutre et non « *incrustant* », est inoffensif pour les parois des chaudières, il n'en est pas de même au point de vue médico-hygiénique, où l'on remplace l'inconvénient des sels de chaux par ceux des sels de soude. Bien qu'ils ne soient pas du même ordre, l'activité des sulfates alcalins, même à petite dose, n'est pas moins réelle, et leur action purgative, réputée excellente et utilisable par le médecin dans des cas bien déterminés et à sa volonté, ne peut laisser que d'être mauvaise à la longue lorsqu'elle a lieu sans nécessité.

*Gazogènes domestiques.* — Des considérations du même ordre doivent toujours être aussi présentes à l'esprit du médecin relativement à l'emploi journalier dans sa clientèle des eaux gazeuses artificielles, faites dans les différentes bouteilles ou *instruments minéralisateurs* inventés à cet effet. Les doses de sels nécessaires à la production du gaz restent dans l'eau. Elles sont généralement fortes, et les mélanges de tartrate et de bicarbonate usités peuvent, à la longue, présenter de *graves inconvénients* par leur ingestion quotidienne. S'il est vrai qu'une dissolution de gaz carbonique, en petites quantités, facilite la digestion, d'après de récentes et intéressantes expériences, on doit recommander, soit l'usage d'une eau pure stérilisée et carboniquée sous pression comme on peut en trouver dans le commerce, soit l'usage des appareils dits *Spar-klets* : Ceux-ci, d'un usage régulier et facile, utilisent l'emploi de petites cartouches d'acide carbonique liquide pur, dont le contenu va se dissoudre, sous la pression du gaz mis en liberté, dans de l'eau pure et stérilisée ou bouillie, introduite dans un récipient en verre épais.

**Pureté microbiologique des eaux.**—La pureté mécanique et chimique des eaux est la première à envisager relativement à leur introduction dans un régime; mais au point de vue médical, l'eau doit, souvent, jouir de propriétés *positives* tenant à sa composition chimique. Sur le même plan, car leur non existence est tout aussi prohibitive de l'introduction d'une eau quelconque dans le régime journalier, se trouvent les qualités *négatives* de pureté d'une eau : ce sont ses qualités *bactériologiques*. L'eau ne doit pas, théoriquement et idéalement, posséder de micro-organismes vivants. Ces conditions sont, du reste, tout à fait irréalisables. Il n'existe pas d'eau naturelle, entièrement dépourvue de germes. Il y a des eaux très pauvres en germes et des eaux très riches. Cette distinction grossière ne suffit pas encore. Ce n'est pas le nombre seul des micro-organismes, comme on est trop porté à le croire, qui rend une eau plus dangereuse à consommer qu'une autre. Il est préférable d'absorber des quantités considérables d'une eau riche en *bactérii-coli*, êtres relativement inoffensifs, qu'une petite quantité d'une eau renfermant quelques *bacilles d'Eberth*, ces frères meurtriers des précédents, auteurs responsables et directs de tout processus typhique. Ces considérations permettent de se rendre compte de la complexité et de la variété du problème de l'examen bactériologique des eaux. Il y a, tout d'abord, une question de *spécificité* qui prime tout, mais il est beaucoup plus facile de la signaler que de la résoudre en tous les cas. Les méthodes dont la microbiologie dispose à l'heure actuelle sont loin d'être d'une sûreté et d'une précision absolues. Dans le monde des microbes et des bacilles, il n'y a souvent que des différences extrêmement faibles de vie, de culture, de résistance, etc., entre le membre pathogène et virulent et son cousin le plus inoffensif. L'examen fait par le bactériologiste le plus éminent ne doit donc pas, bien loin de là, être considéré comme un article de foi ; plus que tout autre fait de science peut-être, il n'a qu'une valeur relative. Il en résulte, qu'au point de vue hygiénique et diététique auquel nous nous plaçons, la première chose que le médecin doit savoir, c'est lire et interpréter un bulletin de la santé bactériologique d'une eau quelconque. S'il se trouve dans une grande ville, cette connaissance lui est d'une grande utilité. Les eaux alimentant une ville comme Paris sont, en principe, assez bien surveillées à leurs origines, et leur analyse bactériologique est livrée à une certaine publicité. Mais, s'il s'agit d'une petite ville ou d'une campagne, on ne peut plus compter sur rien de tel. On ne peut exiger non plus du praticien qu'il soit un bactériologiste consommé, et, dans cet ordre d'idées, quelques notions pratiques apportant une confiance illusoire, sont plus dangereuses qu'une ignorance absolue. L'enquête se réduit donc à la connaissance plus ou moins parfaite de la *réputation séculaire* d'une eau de source donnée. Si le médecin est depuis longtemps sur les lieux, ou tient ces renseignements d'une personne digne de foi, la connaissance des épidémies périodiques ou accidentelles, et la nature, ainsi que la gravité de ces épidémies, ont une importance considérable. Tous ces éléments de diagnostic de la santé accidentelle ou périodique d'une eau étant réunis, il ne reste plus au médecin que le choix des moyens à préconiser pour l'amélioration de ces eaux avant toute consommation. Si ce choix semble très varié en apparence, il est, en réalité, fort restreint. Les éléments d'appréciation de la contamination plus ou moins grande d'une eau ne doivent servir qu'à permettre, en certains cas, un relâchement, si les circonstances l'exigent, dans la minutie et la rigueur des précautions à prendre. Il est évident qu'une eau de source, qui, de mémoire d'homme ou d'expérience de médecin, n'occasionna jamais d'épidémie à allure typhoïde ou cholérique, peut être consommée pure et telle quelle avec un coefficient de danger, qui, s'il n'est jamais nul, est du moins infiniment plus restreint que celui qui s'attache à la consommation d'une eau manifestement peuplée de bacilles typhiques, dont le pays lui même aurait subi, à peu de temps de là, les dangereuses atteintes.

**Purification des eaux.** — *Filtration.* — *Stérilisation.* — *Epuration chimique.* — Sous le bénéfice de ces réserves et de ces atténuations on peut poser en principe que toute eau doit être *transformée* et *améliorée* avant sa consommation. L'ensemble des moyens proposés pour atteindre ce but rentre dans l'une des trois catégories suivantes :

1° La filtration ;

2° L'épuration chimique ;

3° La stérilisation par la chaleur.

Sans entrer ici dans des développements techniques et hygiéniques qui ne cadrent pas avec l'idée directrice de ces leçons, il faut cependant indiquer brièvement, et par voie d'élimination, quelle est la solution à laquelle le praticien doit se tenir exclusivement.

*Filtration.* — La *filtration* est un procédé à rejeter *rigoureusement*. Le technologiste, a mille bonnes raisons à fournir à l'appui de cette condamnation. Le seul filtre qui puisse prétendre à être relativement efficace est la *bougie de porcelaine* ou de biscuit très fins. Ses canaux n'en ont pas moins une dimension, vis-à-vis des microbes qu'ils doivent retenir, qui, d'après

Duclaux, peut se comparer à celle d'un tunnel vis-à-vis du train qui s'y engage. Si les matières organiques et les corps des microbes se fixent cependant aux parois, ce n'est que peu à peu et par l'intervention des phénomènes de tension et d'adhésion superficielles. Le filtre ne devient efficace qu'à ce moment. Mais ce moment coïncide presque avec celui où le filtre, à peu près complètement bouché, ne débite plus qu'avec la plus extrême lenteur, et devient d'un usage quasi nul. Si on vient à le laver et qu'on parvienne à le désobstruer, il est dangereux pendant les premières heures où il filtre rapidement, car il entraîne avec lui toutes les matières nocives qui viennent d'être détachées des canaux. Son fonctionnement constitue un cercle vicieux, et, dans les meilleurs moments, ne fournit qu'une sécurité toute relative. Enfin, les travaux modernes ont démontré que les microbes sont peut-être plus dangereux encore soit par leurs déjections, soit par leurs *toxines* physiologiques solubles ; ces derniers produits ne se trouvent pas retenus dans la bougie de porcelaine, ou, en tout cas, ce phénomène de la force d'adhésion et de collage, applicable aux diastases et aux toxines, ne se produit apparemment que sur une minime partie d'entre eux. L'eau, débarrassée des corps de microbes, contient encore leurs toxines les plus dangereuses, et il est toujours nécessaire d'en passer secondairement par un procédé de destruction de ces poisons solubles.

*Épuration chimique.* — Elle remédie mieux, en apparence, à ces inconvénients, mais elle est aussi peu applicable dans la pratique. Elle consiste, en principe, à oxyder et précipiter les corps et substances solubles des bacilles, ainsi que les matières organiques inertes contenues dans les eaux par des substances telles que les *permanganates alcalins* et *alcalino-terreux*, ou *l'eau oxygénée*. Il suffit de filtrer pour se débarrasser du précipitat. En admettant son efficacité absolue, on voit tout de suite ce qui rend un pareil procédé inacceptable ; il est impossible d'éviter l'introduction d'un *excès* du réactif qu'il est également impossible de laisser dans l'eau à cause de sa nocivité. Pour s'en débarrasser, il faut ajouter une certaine quantité d'un deuxième réactif (acide sulfureux ou permanganate), dont il reste nécessairement aussi un excès. Quoique ce deuxième excès puisse être infime, ce procédé n'en renferme pas moins, comme le précédent, un cercle vicieux. Sa condamnation définitive procède aussi de ce que, pour l'appliquer avec un minimum de dangers et un maximum de réussite, il faut avoir déjà des connaissances techniques appréciables et de l'habileté manuelle.

*Stérilisation*. — Le seul moyen qui reste à préconiser, et dont l'application soit, sinon simple, du moins la plus simple, est la stérilisation de l'eau par la chaleur. Tous les bacilles sont sensibles à l'action de la chaleur, et la plupart sont détruits avant 100°. Quelques-uns, et non des plus nocifs, résistent à cette température et doivent être portés à 110° ou 120° pour être définitivement détruits. Les spores les plus résistantes ne peuvent subsister sous l'action, suffisamment prolongée, de l'eau à 120-125°. Quant aux toxines et produits solubles excrétés par ces mêmes bacilles, ils ne résistent pas à une température de plus de 75° à 80°. Dans la pratique, la simple ébullition de l'eau ne nécessitant aucun appareil ou installation coûteuse, est la manœuvre la plus recommandable. Il suffit de veiller à ce qu'elle soit faite dans les limites de certaines précautions aseptiques, qui permettent de ne pas rendre l'opération illusoire. C'est ainsi qu'un récipient (bouillote en cuivre de préférence), doit être réservée *exclusivement* à l'ébullition de l'eau. Celle-ci durera 10 minutes environ. L'eau ou tout liquide tisane, etc.), ainsi stérilisé, est refroidie dans le vase même, soigneusement couvert, quoique non hermétiquement, avec un tampon de ouate stérilisée ; de cette façon l'eau peut redissoudre la quantité de gaz de l'air qu'elle contient normalement, et ne pas se réinfecter par les micro-organismes de la pièce. Il existe, si l'on veut produire des quantités d'eau bouillie plus considérables, des petits bouilleurs d'eau continus.

Le plus ingénieux de ces appareils qui soit utilisable dans l'économie domestique est le stérilisateur Forbes-Lepage. L'ébullition y est continue : Elle exige une faible dépense de calorique, car l'appareil applique le principe des échanges de température. Grâce au même dispositif, l'eau bouillie et stérilisée se retrouve à la sortie de l'appareil à la même température qu'à l'entrée, c'est-à-dire prête à la consommation.

On peut encore recommander d'introduire les bouteilles de liquide à stériliser, fermées hermétiquement par une fermeture en porcelaine à bague de caoutchouc, dans le bain-marie du fourneau de cuisine. Ce dispositif est applicable à la stérilisation du lait des nourrissons.

Si l'on n'atteint pas ainsi à la perfection que peut donner la stérilisation en autoclaves sous pression à trois atmosphères, du moins le but diététique de consommer une boisson suffisamment privée de germes pathogènes, peut-il être considéré comme atteint.

**Consommation, transformations et destinées de l'eau dans l'organisme.** — *Généralités.* — L'eau formant en poids les 2/3 du corps humain, est un aliment essentiel, qui doit être fourni tous les jours en grande quantité. Les indications de limites à cet égard, soit inférieures, soit supérieures, ne sont pas fixes : Il n'est peut-être pas d'aliment, qui, plus que l'eau, chose curieuse, ait été soumis à l'arbitraire des théories et des modes médicales.

*Diète hydrique.* — Successivement, les physiologistes, hygiénistes ou médecins, ont recommandé d'absorber l'eau, soit en très grandes quantités, soit au contraire très modérément ; c'est ainsi que le xvii<sup>e</sup> siècle recommandait l'usage de l'eau en grande quantité pour clarifier et étendre le sang trop épais, ou tout au contraire, la diète hydrique : celle-ci, suivant les uns, consistant surtout en l'abstention de la boisson pendant les repas, facilitait singulièrement la digestion. Par l'ingestion d'eau en excès, le suc gastrique, se diluait et devenait d'autant moins actif. Enfin l'eau menant à la diurèse, il s'ensuivait une fatigue plus ou moins grande des reins et une élimination exagérée des éléments minéraux de l'organisme. Suivant les autres, au contraire, l'abstention hydrique durant les repas gêne la digestion, diminue l'assimilation alimentaire dans de larges proportions, et conduit à la diminution progressive du poids : c'est la véritable *cure d'amaigrissement.* Quoique ce raisonnement soit resté tout empirique, il n'en est pas moins le vrai. Depuis que l'on connaît l'extraordinaire puissance d'action des ferments, et tout particulièrement des diastases qui président aux opérations digestives, puissances, qui, même « in vitro », se chiffrent par des nombres de plusieurs milles, et qui, dans l'organisme en fonctionnement physiologique, sont plus que centuplés, on ne peut admettre qu'une dilution d'un-demi, une, deux, trois, quatre ou même cinq fois plus grande, produise un effet de ralentissement quelconque sur les actions diastasiques. Quant à la diminution du HCl libre, nécessaire à l'accomplissement des fonctions pepsiques, elle pourrait être plus grande encore, qu'il n'en résulterait aucune entrave sérieuse. Les divers ferments stomacaux agissent dans des milieux acides extraordinairement faibles. Cette diminution dans l'acidité est, au reste, elle même factice. On sait, en effet, depuis les travaux de Pawlow, avec quelle facilité les glandes stomacales sécrètent un suc gastrique riche en acide, et que même, après un lavage parfait de l'estomac, la sécrétion gastrique, extraite au bout de peu de temps, présente sensiblement la même composition. Cette première crainte d'une action diluante nocive de la boisson est illusoire. Si, au contraire, on vient à supprimer ou à restreindre par trop le liquide de la bouillie alimentaire, le contact entre les ferments, l'acide chlorhydrique d'une part, et les aliments de l'autre, devient des plus imparfaits, et la dissolution peptogène est considérablement ralentie. Si ce régime se prolonge, les matériaux alimentaires ne sont plus que partiellement dégradés; ils s'éliminent par les fèces, indissous pour la plus grande part, et l'individu souffre d'une dénutrition physiologique progressive. Si c'est un obèse gras, ou un individu à plasma musculaire exagéré, l'organisme, par ses diastases intra-cellulaires, attaque ces réserves suralimentaires, les fait servir aux besoins de la calorification générale et de la conservation de l'énergie, et il s'ensuit un amaigrissement qui peut devenir énorme. On voit avec quelles précautions, une telle cure, portant sur des fonctions absolument vitales, doit être menée. Elle est toujours dangereuse, et très souvent absolument contre-indiquée.

*Ingestion hydrique abondante.* — L'excès d'eau (ce n'est ici, bien entendu, que de l'eau pure qu'il s'agit, et non des mélanges de régimes plus ou moins alcoolisés), semble inoffensive dans une très large mesure, lorsqu'il s'agit de cas physiologiques en tenant compte des théories récentes de l'osmose et de la tension osmotique. Ce fait peut s'expliquer aisément; mais en même temps on peut aussi comprendre l'action très énergique d'une boisson abondante, dans certains cas pathologiques. L'eau, en pénétrant dans l'estomac, puis de là, en partie, dans l'intestin, se trouve en présence de parois semi-perméables, derrière lesquelles coule le liquide sanguin. Celui-ci, dans tous les cas, a une tension et une pression osmotique bien déterminées, qui sont, ou semblent être, pour chaque individu et chaque circonstance de la vie de cet individu, une constante plus ou moins caractéristique. Par ce passage brusque de l'eau en masse, il se produit une augmentation du volume total de la masse sanguine, d'où résulte une pression sur la paroi des vaisseaux, et une élévation de la pression artérielle au manomètre. Il y a, en même temps, par l'égalisation des tensions entre les 2 côtés de la paroi, une déminéralisation du sang. Dans les cas physiologiques, le rein fonctionnant activement a bientôt fait de retirer au sang l'excès de liquide aqueux, et tout rentre dans l'ordre, sans même que l'individu se soit aperçu de ces légères perturbations autrement que par la diurèse abondante qui les suit ; mais, sans entrer pour cela dans des considérations pathologiques détaillées, on conçoit aisément que si le rein a un fonctionnement ralenti, par suite d'une altération quelconque, l'excès d'eau ingérée persiste beaucoup plus longtemps dans la masse sanguine et n'est éliminé que peu à peu, par la sudation et une diurèse insuffisantes. Il peut s'ensuivre ainsi une déminéralisation du sang au profit des cavités stomacales, par suite de l'établissement d'un équilibre stable de tension osmotique.

L'élévation corrélative de la pression sanguine est aussi un fait de première importance. Le fonctionnement du rein peut être influencé et gêné, et il peut en résulter pour l'ingestion de liquides aqueux, des contre-indications absolues. La connaissance de ces phénomènes amène à une série de conclusions pratiques et même thérapeutiques. Le médecin doit se souvenir que l'action de la boisson et la grandeur de cette action ne sont plus des choses *indifférentes*, mais deviennent au contraire des *faits capitaux* dans le cas de *non fonctionnement* ou *d'insuffisance* des émonctoires, et en particulier du rein. Dans certains cas, la série de ces modifications produites par l'ingestion d'eau, doit être évitée complètement ; elle peut, au contraire, devenir, dans d'autres, la source de précieuses et actives réactions thérapeutiques. Le praticien peut les utiliser dans le même sens que des injections de sérum artificiel faites en tissu musculaire, ou dans la veine, — avec cette différence que la médication stomacale se peut graduer beaucoup mieux. L'ingestion d'eau pure, seul cas envisagé jusqu'à présent, peut d'ailleurs se compléter ou se remplacer par l'ingestion, au choix du médecin, — d'une gamme de solutions plus ou moins salines, ayant comme point milieu une solution parfaitement *isotonique* avec le sérum sanguin du sujet. On est en droit de penser que, par l'ingestion de solutions *hypertoniques*, on peut, dans certains cas, produire un effet exactement contraire à celui qui a été décrit tout à l'heure, et diminuer, par l'établissement de l'isotonie, la masse totale du sang liquide en relevant par cela même sa minéralisation.

*Importance physiologique et pathologique du régime des boissons.* — Tous ces nouveaux modes d'action thérapeutique des boissons que la théorie permet de prévoir, ne doivent pas être appliqués à la légère. Des faits qui ne trouvaient pas, jusqu'à présent, d'explications rationnelles, pourraient bien ne pas avoir d'autres origines. La mort subite, la congestion, après l'absorption d'une grosse masse de boisson glacée, sont des accidents dont l'origine peut valablement se rattacher aux faits cités plus haut. Les purgations, pratiquées inconsidérément sur certains organismes pathologiques, n'agissent pas autrement, et en faisant la « *purgation rentrée* », c'est-à-dire l'effet inverse de celui qu'on en attendait, amener les plus graves accidents.

Quoi qu'il en soit, la tolérance pour l'eau d'un organisme sain est considérable, et la limite, en tout cas, ne tient pas à une limite dans le fonctionnement du rein. Les avantages que comporte le lavage de l'organisme par l'ingestion d'eau en quantité importante et quotidienne, surpassent de beaucoup ses inconvénients.

L'étude de la désassimilation organique et des voies de transport des déchets de l'organisme, montre qu'il est nécessaire de diluer suffisamment ces produits de déchet, si l'on veut qu'ils soient balayés régulièrement.

Certains d'entre eux, (urates phosphates, etc.) sont fort peu solubles, et l'on s'expose à ce que, en cas d'insuffisance aqueuse et urinaire, ils viennent à se déposer le long des parois des trajets sanguins et urinaires, de façon à y occasionner non seulement des obstacles mécaniques, mais les inconvénients les plus graves et les plus douloureux. L'action tardive des eaux minérales peut dissoudre ces concrétions, les balayer, et réparer partiellement le mal. L'usage quotidien du balai aqueux banal fait encore beaucoup mieux puisqu'il prévient leur formation.

A un autre point de vue, plus obscur et plus controversé, parce qu'il touche à l'un des points les plus mystérieux encore de la biochimie moderne, le lavage intérieur quotidien par l'eau reste excellent. Nos intégrations et désassimilations organiques, intra cellulaires ou autres, microbiennes aussi lorsque quelqu'un de nos organes est envahi par les colonies bacillaires, donnent lieu à la formation de certaines bases de déchets d'une part, de certains produits solubles et toxiques de l'autre, qu'on n'a pu isoler encore et qui ne se caractérisent guère que par leurs effets. Ces bases, ces *leucomaïnes*, ces *toxines*, en séjournant dans le sang, constituent de véritables poisons de l'organisme, et, de même qu'on fait couler de l'eau dans le ruisseau des rues pour enlever les produits de putréfaction stagnants en eau dormante, un actif renouvellement du substratum aqueux du sang favorise l'élimination, par le rein, de ces produits anormaux.

Il faut, en résumé, réagir vigoureusement contre la tendance à ne pas boire suffisamment que tant de personnes présentent ; mais, comme tout autre aliment, l'eau ne peut ni être supprimée, ni être ingérée en excès et impunément. C'est au clinicien, en s'appuyant sur la série des principes esquissée plus haut, de juger et de déterminer avec le plus grand soin, suivant les espèces, les quantités de boissons qu'il doit autoriser ou proscrire.

**Transformation et destinées de l'eau.** — L'eau subit dans l'organisme des transformations et arrive à des formes finales et diverses. Après son ingestion, elle pénètre dans l'estomac, où elle se trouve très rapidement absorbée par les parois cellulaires. Une grande partie, sinon la totalité, passe temporairement dans le sang ; ce vecteur se charge de la distribuer aux endroits où sa présence est utile et aussi d'en éliminer l'excès ou tout au moins de le diriger vers les appareils de sortie ; ce mécanisme lui permet de solubiliser les déchets divers de l'organisme en leur servant de vecteur liquide, sous le nom et les apparences du *liquide urinaire*.

L'eau, que le sang a abandonnée sur son passage aux tissus et aux cellules, sert à baigner celles-ci et à constituer leur milieu protaplasmique. Elle concourt aussi aux réactions chimiques qui se passent à l'intérieur de ces éléments. Tout dédoublement, désintégration ou intégration de molécules organiques, s'effectuant par voie fermentative ou autre, s'accompagne d'une fixation ou d'un départ d'eau. La présence de ce corps est donc indispensable. Comme succédané du liquide urinaire, l'eau expulsée des cellules chargée de matériaux d'excrétion, qui forme une liqueur isotonique avec les humeurs restant fixées à l'organisme, est éliminée par les cellules du tissu cutané ; — elle constitue ainsi la sueur. — Ce transformisme, bien simple en apparence, correspond aux réactions les plus délicates de la chimie fermentative ; considérée en grande masse, l'eau est, d'autre part, le milieu qui permet la solubilisation des éléments salins, organiques ou nutritifs, et leur transport rapide aux diverses parties de l'économie.

### Boissons et aliments liquides

**1° Boissons à base d'eau.** — Cette catégorie d'aliments comprend les eaux plus ou moins modifiées par la dissolution en quantités variables d'un ou plusieurs éléments salins. Ce sont les *eaux minérales* proprement dites.

Eaux minérales. — Il faudrait un volume pour exposer, à la lumière des théories modernes, cette action des eaux minérales si empiriquement envisagée jusqu'à présent. Mais les quelques notions déjà précisées, à propos de l'eau pure, permettent de comprendre de quel immense intérêt serait une étude des eaux minérales considérées à ce point de vue.

1° *Eaux hypertensives.* — Toute eau minérale renfermant un composé distinct, ayant une grandeur moléculaire déterminée, et, par conséquent, une *tension osmotique donnée pour une concentration donnée*, doit agir, non seulement par la spécificité chimique de son constituant principal, — mais encore par ses *propriétés osmotiques*, variables elles-mêmes avec la concentration de l'eau et la nature des parois digestives du patient. La conséquence légitime qui en découle, c'est que l'absorption d'une eau minérale donnée est un acte de thérapeutique active, que le médecin doit diriger en connaissance de cause, et ne laisser en aucun cas à l'inconsciente initiative du patient.

2° *Eaux hypotensives.* — Comme autre conséquence inattendue, mais que les remarques faites au chapitre de l'eau pure permettent de facilement comprendre, si une eau fortement minéralisée peut avoir des actions énergiques, une eau fortement *déminéralisée* peut n'être pas moins active, au sens opposé ; c'est pourquoi le médecin voit s'offrir, à son choix, dans l'arsenal diététique des boissons minérales, des eaux dont la forte déminéralisation (Thonon, Evian, etc.) a été prouvée et prônée.

3° *Eaux équitensives.* — Toute autre boisson, dont l'eau est l'unique constituant plus ou moins fortement aromatisé ou même sucré, est identique à l'eau, et ses effets, ainsi que la dose à absorber, se calquent sur ceux de l'eau elle-même.

Il est à remarquer que l'usage des soupes, potages, etc., ainsi que du lait, déjà étudié à propos du mode d'absorption de certains aliments solides, se prête à l'introduction dans l'organisme de quantités assez considérables d'eau ; cela peut être assez avantageux dans certains cas. Le *lait*, en particulier, doit ses bons effets, dans certaines maladies dont il a constitué longtemps le régime exclusif, à sa faible tension osmotique et à la proportion corrélativement faible des éléments salins, (chlorure de sodium), qui y sont dissous.

**Boissons alcooliques.** — *Généralités.* — Dans toute boisson alcoolique, qu'elle soit décorée du nom d'*hygiénique* par le législateur à défaut de l'hygiéniste, (vin, cidre, bière, poiré, etc.), ou qu'il s'agisse de *spiritueux* à titre plus ou moins élevé, il y a au moins deux éléments et souvent plusieurs à considérer :

1° L'eau forme la portion quantitativement la plus forte de la boisson. C'est ainsi que le vin contient 90 0/0 d'eau en moyenne, la bière et le cidre de 96 à 98 0/0, etc.

L'eau de vie elle-même, vendue d'ordinaire au titre de 45°, contient 55 0/0 d'eau environ.

2° L'alcool est un élément constituant invariable de la boisson ; en quantité relativement faible dans la bière et le cidre, son titre monte déjà à près de 10 0/0 dans les vins ordinaires, à 14, 18 0/0 et 20 0/0 dans les vins dits *de liqueur*, à 45 0/0 dans les *eaux de vie* moyennes, et quelquefois jusqu'à 60 0/0 et plus dans les boissons aromatisées à fort degré, comme l'*absinthe* ou le *bitter*, dont la limpidité est à ce prix.

3° Diverses substances entrent comme constituants dans toutes ces boissons. Le vin renferme du tannin, des sels, tannates, bitartrates, etc., de la matière colorante, des huiles essentielles (*essence de vin*) formées d'éthers divers de l'alcool, de la glycérine, etc.

La bière renferme du sucre non transformé, de la dextrine, des diastases, etc.

Les liqueurs contiennent du sucre et des huiles essentielles aromatisantes : c'est ainsi que la liqueur d'absinthe renferme des essences d'anis, de badiane, de coriandre, d'absinthe, de fenouil, etc., le kummel, de l'essence de carvi, etc.

***L'alcool comme aliment.*** — La première

question à se poser est de savoir si l'alcool qui est la base fondamentale de toutes ces boissons, et qui pour beaucoup a été considéré comme leur raison d'être, est vraiment un aliment.

Si l'on ne peut lui dénier ce titre, dans quelles proportions l'est-il en réalité, et sous le bénéfice de quelles réserves et de quelles précautions ? Cette question, dont la solution était restée jusqu'à ces derniers temps bien indécise et bien contradictoire, a semblé s'éclairer cette année, à la lumière de travaux faits en des sens divers et pour justifier des théories bien opposées : Ce n'est pas le lieu, dans ce cadre restreint, de relater toutes les controverses et de critiquer tous les travaux qui ont été faits sur ce sujet. Il est cependant nécessaire de mettre brièvement la question au point.

*L'alcool est un aliment.* — Il y a longtemps déjà que des expériences bien faites avaient montré que l'alcool était un corps susceptible de subir à l'intérieur de l'organisme une décomposition productrice de chaleur et d'énergie. En ce sens, quoique le fait ait été contesté au nom d'autres essais mal conduits, l'alcool est bien un produit alimentaire. Il l'est au même titre que la fécule, la dextrine, les hydro-carbonés en général. Il ne l'est pas au même titre que les matières albuminoïdes. Celles-ci seules répondent à la définition d'aliments *plastiques*, s'incorporant réellement à la trame du tissu humain. Les graisses elles-mêmes se super-posent à ce tissu ; elles semblent en faire partie en s'y accumulant à l'état de *réserves*. Il n'y a rien de semblable pour les hydrocarbonés en général. Ceux-ci ont le rôle d'aliments pure-ment énergétiques, brûlés dans le conduit digestif à la manière du charbon dans un foyer.

*L'alcool est un aliment désavantageux.* — Mais l'alcool a ce désavantage sur les autres combustibles analogues, d'être d'une combustion très facile et *quasi instantanée*. Il en résulte que son introduction provoque des *à coups* de cha-leur inutiles et quelquefois nuisibles au fonction-nement régulier de l'organisme ; celui-ci n'a pas d'appareils de réserve, capables d'emmagasiner l'énergie calorifique en excès pour la faire servir uniquement au moment voulu. Il faut, au con-traire, que les aliments brûlent dans l'organisme à petit feu, et que les réserves se consomment au fur et à mesure des besoins de la calorification générale.

La combustion intra organique de l'alcool est un feu de paille. Dans l'aperçu général sur le rôle et l'utilité de l'alcool qu'on trouvera plus loin, on verra que ce mode de combustion peut, avec le bénéfice d'une prudente répartition, devenir quelquefois utile. Mais l'alcool n'est pas un *aliment normal*.

Il ne l'est pas, tout au moins, pour le corps humain, car les physiologistes n'ignoraient pas depuis longtemps que l'alcool, produit de déchet de la cellule levure en vie *anaérobie*, devient au contraire sa réserve d'alimentation exclusive lorsqu'on la force à vivre d'une vie *aérobie*.

On a montré récemment que l'alcool ne pouvait être considéré comme un produit étranger à l'alimentation des tissus, comme un vrai poison ; Stoklasa et Czerny de Prague, ont découvert que certains tissus animaux, certaines cellules possédaient et sécrétaient des diastases pareilles à la zymase de Büchner et capables de provoquer la fermentation alcoolique.

*Démonstration de la valeur isodyname de l'alcool.* — L'ensemble de ces faits positifs a

ramené les physiologistes et les médecins à une
appréciation plus exacte des faits concernant la
valeur alimentaire de l'alcool. Il restait cependant, jusqu'à ces dernières années, à refaire la
preuve positive de la valeur isodyname de l'alcool dans une ration alimentaire humaine, dans
des conditions plus précises, plus décisives, et
plus irréfutables que n'avaient pu le faire, avec
leur outillage imparfait, les savants précédemment cités. MM. Atwater et Benédict, dans
une série d'expériences fastueuses qu'ils ont pu
entreprendre avec la collaboration pécuniaire
de sociétés américaines ont apporté cette preuve
irréfutable. On ne peut ici reproduire le détail
de leurs minutieuses déterminations. Mais on
peut estimer, en résumé, que ce sont eux qui
ont serré le plus près le désidératum d'une démonstration directe du principe de la conservation de l'énergie; on a vu l'importance capitale
et l'extraordinaire difficulté de démonstration
de ce principe dans ses applications à la machine humaine. Si, du reste, dans leurs expériences, ces savants ont fait preuve d'une parfaite connaissance critique des lois de la physiologie et de la thermodynamique, le mérite

primordial de la réussite de l'expérience revient tout entier à l'argent. Cela a été l'éclatante démonstration du concours indispensable, à l'heure actuelle, que l'*argent* doit prêter à la *science*, pour que celle-ci puisse correctement vérifier ses hypothèses et marcher dans la voie du progrès et des connaissances nouvelles. Quoi qu'il en soit, les déterminations de MM. Atwater et Bénedict ont établi indiscutablement la valeur isodyname de l'*alcool*, comparé aux *féculents* ou *hydrocarbonés* en général.

*Limites de la ration moyenne d'alcool.* — Mais, ce que leurs expériences n'ont pas donné, et dont la connaissance serait indispensable pour faire entrer, si peu que ce fût, l'alcool à l'état de *ration normale* pour l'organisme humain, c'est la *limite moyenne* dans laquelle cette substitution isodyname reste vraie. Il faudrait pouvoir déterminer, au nom de la physiologie seule, la quantité d'alcool qu'un individu moyen et sain peut introduire par jour, dans son estomac, en restant assuré que le rôle de cet alcool ne déviera pas, qu'il sera brûlé sur place ou dans l'intimité des cellules alcoolophages, sans qu'une parcelle, une goutte ne vienne jouer son rôle toxique, malheureusement si bien établi par la clinique et l'observation courante.

*Conclusion : L'alcool n'est pas un aliment recommandable.* — Tant que ces points ne seront pas rigoureusement élucidés, physiologistes et médecins auront le droit de considérer l'alcool, comme un aliment, il est vrai, mais comme un aliment dangereux au plus haut chef ; il l'est, en réalité, au même point qu'un remède actif, mais toxique, dont la posologie n'aurait pu être déterminée, même approximativement.

Au point de vue diététique pur, on peut résumer l'ensemble des connaissances sur l'alcool, son rôle et sa valeur alimentaire, en disant que c'est bien un aliment, se présentant comme un succédané de la nombreuse classe des hydrocarbonés et spécialement du sucre. Mais il est loin de présenter le caractère hautement alimentaire, parce qu'absolument inoffensif, qui appartient à ce dernier.

C'est un *aliment dangereux*, dont aucune recherche précise n'a permis l'établissement d'une ration « *moyenne* » ou *maxima* ».

N'étant pas seul de son espèce, mais ne faisant que doubler, dans son action physiologique, un grand nombre d'aliments infiniment moins coûteux, il en résulte que *son emploi usuel et normal n'est justifié par rien à l'heure actuelle.*

Le préjugé de l'alcool et de la vigueur factice qu'il communique à l'individu humain, ne repose sur rien, en bonne science. Il ne tire sa force énorme que de son ancienneté, d'une part, et, de l'autre, de l'état considéré comme si agréable par tant de gens, d'ébriété et d'inconscience passagères ou prolongées que procure son usage.

*L'alcool thérapeutique.* — Il n'en est pas moins vrai que l'alcool présente certaines indications diététiques ; sa façon, presque instantanée, de brûler dans l'organisme, en lui fournissant une chaleur qui se traduit par une augmentation d'énergie passagère, en fait un actif médicament ; il est utile dans un certain nombre de cas pathologiques, où il est bon et même indispensable de relever le malade, de le galvaniser, de donner un coup de fouet énergique à son organisme épuisé. C'est ainsi qu'inconsciemment, et d'une façon toute empirique, l'ancienne médecine employait l'alcool, sous forme de potions (*potion de Todd,* etc. à base de *rhum,* encore si usitée dans les hôpitaux), ou encore sous la forme du vin. A cause de son piquant gazeux, capable d'imprimer à l'organisme une stimulation bienfaisante et passagère, le vin de champagne possède quelques indications bien précises. Dans un moment critique, et d'une façon agréable au malade, ce qui a sa grande importance, il peut accorder à ce dernier le bénéfice d'un supplément d'énergie rapidement manifesté. Il ne faut pas non plus perdre de vue qu'on a attribué au vin de champagne, dans les cas de vomissements incoercibles, une sorte de spécificité vraiment remarquable.

*Conclusions*. — L'ensemble des faits de l'histoire diététique et clinique de l'alcool ainsi envisagé permet de juger sa valeur sans faiblesse et parti pris, et de préciser la nature de ses indications.

1° L'ALCOOL, ALIMENT PHYSIOLOGIQUE, NE DOIT PAS ÊTRE UN CONSTITUANT DU RÉGIME NORMAL. CE N'EST NI UN ALIMENT UTILE, NI UN ALIMENT ÉCONOMIQUE. — Pris à intervalles espacés, et à très petites doses, il semble cependant qu'on puisse se borner à lui faire jouer ainsi son rôle alimentaire, sans trop développer ses propriétés toxiques.

2° L'ALCOOL, D'AUTRE PART, EST UN MÉDICAMENT PRÉCIEUX DONT L'USAGE ET LE MANIEMENT DOIVENT,

POUR NE PAS DÉGÉNÉRER ET ALLER CONTRE LE BUT, ÊTRE EXCLUSIVEMENT CONCENTRÉS AUX MAINS DU MÉDECIN.

## DIVERSES BOISSONS A BASE D'ALCOOL

### *Véhicules alcooliques usuels, diététiques ou thérapeutiques.*

## Le Vin

*Définition, fabrication.* — Le vin est le véhicule alcoolique le plus répandu, tout au moins en France. Il est fait du jus des raisins soumis à la fermentation.

LE VIN BLANC n'est fermenté qu'après expression.

LE VIN ROUGE est fermenté avant expression, ce qui permet à la solution alcoolique acide ainsi formée dans le jus, de dissoudre la matière colorante rouge de l'enveloppe des grains. En même temps le jus, longtemps en contact avec l'enveloppe et les pépins riches en tannin, se charge de ce dernier principe. C'est pour cette raison qu'on trouve le tannin en plus grande abondance dans les vins rouges que dans les vins blancs.

Quoi qu'il en soit, le moût rouge ou blanc, mis

en fûts ouverts et incomplètement remplis, subit une fermentation sous l'influence des germes de levure. Il se forme de l'alcool et de l'acide carbonique, ainsi qu'une petite quantité de glycérine, d'acide succinique, d'acide malique, et quelquefois, le cas échéant, par développement d'une fermentation acide concurrente, un peu d'acide acétique.

Il reste dissous dans le vin un peu de sucre non transformé. Les tartrates, la majeure partie des tannins et des matières albuminoïdes du jus de raisin, sont simultanément précipitées, et il se développe l'arome ou *bouquet* des vins, dû à la formation d'alcools supérieurs, de leurs dérivés éthérés, et de certaines autres aldéhydes sur la nature toxique desquelles nous reviendrons plus loin.

*Teneur alcoolique des vins.* — Quant à la teneur alcoolique des vins, elle est variable, mais si elle peut tomber jusqu'à 6 0/0 pour de petits vins, de conservation et de qualités nulles, elle est au minimum de 8 à 9 0 0, et monte souvent jusqu'à 10-11 0/0 pour les vins de bonne qualité. Certains vins forts titrent jusqu'à 14 et 16 0/0 d'alcool.

Pour la consommation journalière, on ne doit, sous aucun prétexte, usager un vin dont la teneur alcoolique soit supérieure à 10 0/0.

Les petits vins à degré alcoolique faible sont souvent d'une conservation difficile, parce qu'ils se trouvent, vu leur composition qui ne les rend que faiblement antiseptiques, à la merci du développement d'une fermentation étrangère et anormale dont ils véhiculent souvent les germes. Pasteur a indiqué et l'usage a généralisé l'emploi excellent, de la *pasteurisation* ou *stérilisation* des moûts ou des vins à une température de 60-70°. Cette opération, qui n'altère pas le bouquet et la consistance générale d'un vin, est indispensable lorsque le vin est destiné à un long voyage ou à l'exportation.

Les vins mousseux, assez faibles en alcool, sont, au contraire, riches en sucre et acide carbonique. A ce titre, ils ont une valeur nutritive et stomachique bien plus grande que les autres : (Champagne, vins de Saumur, vins du Rhin). Le champagne, entre autres, contient de 130 à 140 gr. de sucre par litre, ce qui lui donne une valeur nutritive réelle.

***Absorption et élimination du vin***. — Le vin,
décoré du beau titre de boisson hygiénique,
n'est, en réalité, qu'un véhicule alcoolique.
Considéré seulement comme une dilution étendue d'alcool pur, son usage en proportions très
modérées n'offre que des inconvénients peu
sérieux. Il n'est malheureusement pas que
cela ; à côté de ces 10 0/0 moyens d'alcool à
100° centésimaux, le vin exerce asssi, grâce à
un ou plusieurs de ses constituants dont
la nature n'est pas encore bien élucidée, des
actions désorganisantes toutes spéciales et qui
aboutissent à des altérations du foie, à des cir-
rhoses de diverses natures. Il semble bien
prouvé maintenant que le vin, en usage prolongé
et abusif, joue un rôle important dans l'étiologie
de ces maladies. On voit, qu'à tout prendre, l'u-
sage du vin, même en quantité modérée, offre
plus d'inconvénients que d'avantages. Théoriquement, le mauvais vin, le crû dont le goût
n'est même pas agréable, et qui contient une forte
proportion d'acidité, doit être impitoyablement
rejeté de la consommation. Seul le très bon vin,
tout aussi nocif et souvent davantage, mais présentant au moins pour sa défense un bouquet

plein de finesse et d'agrément, peut trouver grâce dans certaines conditions et surtout dans certaines proportions qui vont être déterminées.

Malheureusement, la question du vin n'est pas simple, dans la réalité, s'il n'est que trop facile de la résoudre en théorie. Il faut tenir compte de l'habitude séculaire et si profondément invétérée qui fait qu'une majorité énorme d'individus boivent encore du vin et ne veulent entendre raison à aucun prix. Il est plus habile pour le praticien, dans ces circonstances, de ne pas heurter de front l'opinion de sa clientèle ; s'il peut proscrire momentanément, du régime d'un « *malade* » véritable, tout vin ou tout alcool, on ne lui permet pas les mêmes exigences au point de vue purement hygiénique et diététique. C'est peu à peu, par des conseils, des allusions souvent répétées, des comparaisons, des exemples frappants, qu'il peut agir sur l'esprit de ses clients. Il ne s'agit pas d'amener un individu à la suppression complète de son régime alcoolique, lorsqu'il est dans un état de santé apparent ; c'est là un problème impossible et qui ne se résoudra qu'à coups de générations instruites et éclairées. Le véritable idéal de la diététique pratique est la *réglementation et l'a-baissement à un taux raisonnable du régime alcoolique.* Faire qu'un individu qui buvait et supportait en apparence 2 litres de vin par jour se restreigne à un seul litre ou à un demi-litre quotidiens, est la victoire la plus considérable qu'on puisse désirer et réaliser.

En dehors de cette question primordiale de quantité, il existe une autre précaution qui atténue les effets nocifs de l'alcool du vin ; c'est la dilution par l'eau de cette substance. Il semble bien prouvé que plus l'alcool est dilué et moins ses effets sont nocifs sur l'organisme. Ce fait est explicable en se reportant aux théories qui cherchent à élucider les modes d'actions physiologiques de l'alcool. Quoi qu'il en soit, le vin du régime ordinaire ne doit jamais être consommé *pur.* On doit recommander de l'étendre d'environ 3 à 4 fois son volume d'eau. La limite de consommation journalière ne doit, sous aucun prétexte, dépasser $0^{lit.}500$ de vin à 10 0/0 d'alcool pur, par jour et par personne. Cette limite doit être encore notablement abaissée pour le sexe féminin.

***Effets physiologiques et diététiques.*** — Il y a,

du reste, un point que toutes les statistiques et les observations ont bien mis en lumière, c'est la façon très inégale, suivant les individus, dont sont supportées les ingestions d'alcool ou de boissons alcooliques. La connaissance de ce *coefficient personnel*, dans chaque cas, ne doit donc pas être négligée du médecin qui prescrit ou réforme un régime. Si le médecin, comme cela est l'idéal, réalise le rôle de médecin de la famille, dans le vrai sens du mot, s'il a vu naître, grandir, se développer, se former devant lui, et souvent par ses soins, les individus qu'il est appelé à conseiller et à traiter, s'il connaît toutes leurs tares et l'origine de ces tares, lui seul possède les clefs de ces coefficients personnels, qui ne sont pas vrais seulement dans le cas de l'alcool, mais bien pour *tous les autres groupes d'aliments*. C'est lui qui doit permettre et surveiller les premières ingestions alcooliques dans un estomac d'enfant, et indiquer les quantités de boissons que l'enfant peut absorber en général. Arrivé ainsi peu à peu à la connaissance parfaite du *coefficient de résistance alcoolique* de l'individu, il doit le faire, au mieux, entrer en ligne de compte pour la suppression ou la diminution des boissons dans les régimes spéciaux de l'individu devenu malade ou moins résistant, à la suite de fatigues, de surmenages, d'affections diverses.

**Modes d'absorption.** — En admettant le régime du vin pris en quantité très modérée, il reste, dans son emploi, quelques questions intéressantes à envisager et à résoudre. Plusieurs vins s'offrent à la consommation journalière. La première règle pratique à établir, concerne la concentration alcoolique des vins. Les meilleurs crûs, (la connaissance des bons vins de France le montre bien), ne sont pas ceux qui donnent les vins les plus riches en alcool. Les gros vins du midi, réservés aux « coupages », à très haute teneur alcoolique, soit 12 à 13 0/0, sont imbuvables pris seuls.

Au contraire, les vins du Bordelais, ceux du Mâconnais et de la Bourgogne, titrant 8 et 9 0/0 d'alcool au plus, sont parmi les meilleurs et les plus délicieux au goût. On ne doit donc, sous aucun prétexte, autoriser ou conseiller la consommation d'un vin *pesant plus de 9 0/0 d'alcool au maximum*, sinon d'une manière tout exceptionnelle. Parmi de pareils vins légers, il faut encore choisir entre les vins *rouges* et les vins *blancs*. Il faut rabattre beaucoup des théories médicales, qui, pour certains états pathologiques déterminés, préconisent exclusivement l'usage du vin rouge ou celui du vin blanc. L'analyse chimique montre que le premier de ceux-ci est plus riche en tannin, et qu'il renferme des traces de matières colorantes dont l'autre est exempt; mais ces différences s'atténuent beaucoup lorsqu'il s'agit de vins rouges légers, à proportion faible de matières colorantes. La seule remarque plausible qui semble pouvoir être faite à ce sujet consiste en ce que, le tannin renfermé dans les vins rouges ayant la propriété de précipiter les matières albuminoïdes, son usage peut être contre-indiqué dans les cas de dyspepsie. Il est, en ces occurrences, préférable de consommer du vin blanc, tout au moins pendant les repas.

L'usage des vins forts ou de dessert, (Sherry, porto, malaga, madère) *ne sera jamais permis qu'en très petite quantité et d'une façon tout exceptionnelle.* Une condition absolue de leur consommation est qu'ils soient de première qualité et sans falsification. On sait que beaucoup de ces vins sont fabriqués, pour ainsi dire, de toutes pièces. Le résultat est, qu'outre une certaine quantité de matières plus ou moins toxiques gratuitement introduites, la proportion d'alcool dans un vin falsifié est toujours plus forte que dans le même vin naturel.

## Autres boissons alcooliques.

*Bière.* — La bière est une boisson préparée par fermentation alcoolique à l'aide du malt d'orge, du houblon, de la levure et d'eau. Le houblon n'étant utilisé que pour ses qualités organoleptiques, on doit trouver dans la bière tous les produits de la fermentation du grain d'orge, c'est-à-dire de la dextrine, du maltose, du sucre, des albumines seulement dissoutes ou des peptones, et enfin de l'alcool. Dans les bonnes bières de concentration moyenne, la quantité d'hydrates de carbones contenue par litre équivalant, à peu près, au 1 8 de la consommation journalière moyenne dans la ration humaine type, on voit tout de suite que la bière peut jouer un rôle nutritif des plus importants (rôle alimentaire de l'alcool mis à part); le vin ne peut revendiquer le même avantage. Les peptones que la bière contient ne sont pas non plus en quantités négligeables, environ 7 0/00. Enfin l'alcool y est relativement très peu abondant, 2,5 à 4,5 0/0, ce qui fait que la bière peut être consommée, sans trop d'inconvénients, en quantités plus fortes que le vin.

La bière, vu ces diverses qualités, peut devenir un élément *capital* de régime. La quantité « *maxima* » qu'on ne doit pas dépasser dans son utilisation journalière, en prenant la même base alcoolique que pour le vin, est de 1 l. 1/2 environ. La tolérance peut d'ailleurs être à son égard un peu plus large, car on a admis que plus l'alcool était dilué, moins son coefficient toxique devenait élevé.

*Variétés de bière ; indications diététiques.* — Lorsqu'il s'agit, dans un régime, de désigner au malade la sorte de bière à consommer, on doit se rappeler que les bières les plus fortes en alcool sont les bières *dites anglaises* (*ale*, 5,5 et *Porter*, 5 0/0 d'alcool). Les bières les moins fortes et les plus recommandables sont les bières *allemandes* de *fermentation basse*, de 2,5 à

3 0/0 d'alcool ; malheureusement, elles ne sont jamais transportées à l'étranger que sous forme de *lager-Bier* ou *export-Bier*, comportant un supplément d'alcool de 0,5 à 1 0/0 (*Bière de Munich, bière-bock*).

*Malt. Extraits de malt*. — A côté de la bière, et quoique il ne puisse guère être considéré comme une boisson, mais plutôt comme un aliment liquide, on doit signaler l'*extrait de malt*. Cet extrait est le résultat de la concentration, *avant fermentation alcoolique*, du malt provenant de la première phase de fabrication de la bière ; on retrouve donc les mêmes éléments nutritifs que dans celle-ci, exception faite de l'alcool, mais beaucoup plus concentrés. C'est ainsi qu'en moyenne, les extraits de malt ou « *bières fortes* », contiennent 6 à 8 0/0 d'albumine ; 25-50 de dextrine ; 30-40 de sucre ; 3,5 0/0 de sels ; 31,5-33,05 0/0 d'eau.

Les extraits de malt liquides, vendus habituellement dans la spécialité française, sont beaucoup moins concentrés. On voit à quel point ces extraits peuvent constituer des éléments nutritifs précieux. Les matières hydrocarbonées y sont contenues en très grande quantité, dans leurs formes les plus assimilables ; ces extraits ne renferment pas trace d'amidon ; les albumines y sont solubilisées. Les extraits de malt et bières fortes doivent donc, pour l'établissement d'un régime ou d'une suralimentation, être toujours présents à l'esprit du médecin ; ils sont, à l'heure actuelle, parmi les meilleures préparations qu'on puisse utiliser dans ce but.

Comme mode d'absorption, on peut recommander de les boire, soit purs, ou mieux, dilués avec de l'eau gazeuse, (préparée avec les sparklets p. ex.)

*Soupes à la bière.* — Lorsque le goût français du patient s'accommode d'une telle préparation, on peut les absorber sous forme de soupe à la bière.

Dans une soupe farineuse, préparée avec 100 gr. d'une farine quelconque pour 1 litre d'eau, (riz, maïs, orge, etc.), et refroidie à 55°, on ajoute une quantité d'extrait de malt qui peut varier de 10 gr. à 50 gr. ou même davantage ; on agite vivement en maintenant à la même température pendant 6 à 8 minutes. La soupe ainsi préparée constitue un aliment excellent.

***Cidre, poiré, etc.*** — De ces formes de boissons alcooliques, il y a moins à dire. Bien préparées, elles sont très agréables au goût. Leur proportion d'acide carbonique, si elle n'est pas exagérée, facilite en même temps les digestions stomacales, au même titre que les eaux gazeuses. Mais, comme pour ces dernières, il est nécessaire de ne pas ingérer un excès de gaz, qui devient au contraire nuisible. Par sa faible teneur alcoolique, (2 0 0 environ), le cidre est recommandable ; il peut être bu à la dose de 2 litres par jour sans grand inconvénient, mais il ne possède pas de qualités nutritives aussi marquées que la bière. Cependant sa proportion d'hydrocarbonés (sucre, etc.) est loin d'être négligeable, et on en tiendra compte dans l'établissement d'un régime.

Tout ce que l'on peut dire sur le cidre s'applique également au *poiré* sans modifications.

**Liqueurs.** — *Généralités.* — Les liqueurs sont des boissons, faites essentiellement à base de distillats alcooliques plus ou moins bien rectifiés, (liqueurs naturelles), ou d'alcool industriel, ou de vins plus ou moins purs, aromatisés par des procédés et des substances divers.

**Eaux de vie**. — Les premières de ces liqueurs portent généralement le nom d'eaux de vie. Il y a deux grandes classes d'eaux de vie :

1° Les eaux de vie *de vin* ;

2° Les eaux de vie *de fruits divers*.

*Eaux de vie de vin*. — Ces eaux de vie sont faites elles-mêmes par deux procédés différents : la rectification du vin lui-même, ou bien celle des marcs du vin, fournissant du premier jet des eaux de vie ayant une teneur alcoolique de 35 à 40 0/0. Elles ont un bouquet plus ou moins estimé, selon les pays et crûs dont elles proviennent. Lorsqu'elles sont faites dans les Charentes, on les appelle des *cognacs*, et ceux-ci titrent 50 0/0 d'alcool environ. Mais, le plus souvent, les eaux de vie du commerce sont faites avec des alcools industriels dilués, légèrement sucrés, teintés par du caramel et aromatisés. Leur teneur en alcool est alors plus élevée et atteint environ 45 0/0.

*Eaux de vie de fruits*. — Quant aux eaux de vie de fruits, elles sont faites, suivant un pro-

cédé analogue, par la distillation des baies et
des fruits ou des marcs de fruits, tels que genièvre, cerises, pommes, poires, etc. Les plus
répandues de cette classe sont : Les eaux de vie de
*genièvre*, dans le Nord et le *gin* en Angleterre et
les eaux de vie de cidre (*Calvados normand*),
et le *kirsch* (forêt Noire). Elles sont généralement riches en bouquets, en alcools inférieurs,
et en huiles essentielles étrangères.

Une autre variété analogue, faite par la distillation de la mélasse du sucre de canne, est le *rhum*
qui titre de 60-70 0/0 alcool.

Dans ces divers produits, qui, au point de vue
diététique pur, sont à rejeter en bloc, tout au
moins au point de vue des régimes normaux et
quotidiens, on admet que la puissance toxique de
l'alcool lui-même est considérablement accrue
par la présence des alcools supérieurs (amylique,
œnanthique et leurs éthers), ainsi que celles d'aldéhydes toxiques comme le *furfurol*, l'*aldéhyde
éthylique*, etc.

Les eaux-de-vie les moins nocives et les plus
pures sont assurément celles qui proviennent de
la dilution d'un alcool industriel « *cœur de rectification* », simplement aromatisé et caramélisé,

mais elles sont beaucoup moins fines au goût que les précédentes. Si le médecin se voit contraint ou porté à prescrire l'usage d'une eau-de-vie, et que la quantité ordonnée ou permise soit extrèmement restreinte, il est certain qu'il n'y aura pas un grand inconvénient à prescrire l'usage de *fine-champagne* (eaux-de-vie naturelles). Elles contiennent une proportion plus grande d'éléments toxiques, il est vrai, mais leurs qualités organoleptiques et leur prix élevé limitent nécessairement la consommation. Les quantités absolues de ces produits toxiques restent toujours des plus faibles, et pour une absorption quotidienne de 10-15$^{cc}$ les effets nocifs sont sensiblement les mêmes. En tout cas, sous *aucun prétexte*, on ne doit être amené à dépasser ces quantités.

Les eaux-de-vie de fruits divers sont à prohiber d'une façon générale, car leur préparation donne encore moins de garanties que celle des eaux-de-vie de vin.

**Liqueurs.** — Les liqueurs proprement dites peuvent se subdiviser en une série de classes (1).

(1) Voir à ce sujet notre article 1903, *Presse médic.*

1re *catégorie*. — Sans entrer dans les détails que ne comporte pas le cadre de cet ouvrage, on peut rejeter en bloc, avec prohibition absolue et sans aucune exception, toutes les liqueurs à bases d'alcool et d'essences diverses dépassant un titre de 40 0/0 d'alcool et ne comportant pas l'emploi mitigé d'un sirop de sucre en quantité suffisante. Dans cette première classe qui comporte le rejet absolu d'emploi, se trouvent : L'*absinthe* et tous les succédanés de cette boisson, *blanche, verte, oxygénée, hygiénique* (!!), les *bitters*, les *amers*, etc.

*Deuxième catégorie.* — L'usage des liqueurs de la deuxième catégorie peut être, au contraire, autorisé, dans des limites extrêmement modérées, en se basant, pour les quantités quotidiennes à ingérer, sur l'équivalence de leur concentration alcoolique avec celle du vin lui-même.

Dans cette classe se rencontrent par exemple les divers types d'*anisette*. Ce sont des liqueurs dont la concentration alcoolique ne dépasse guère 25 à 30 0/0 d'alcool pour les produits bien fabriqués, et qui comportent au contraire un résidu sec de près de 50 0/0 de sucre dont la valeur nutritive est considérable; l'essence qui les aromatise, huiles d'anis, (ou succédanés) est parmi les moins nocives, et sa quantité ne dépasse pas 1-2 gr. par litre. On peut, dans ces conditions, et sans inconvénient, faire, au choix, un *virement*, entre une partie de vin consommée quotidiennement et une partie correspondante (environ 2 1/2-3 fois moins en volume) de la liqueur envisagée.

Dans la même classe peuvent être placées les liqueurs dites de ménage, faites avec des écorces d'*oranges*, *curaçao*, etc.) à condition que leur teneur en sucre demeure très forte et leur teneur alcoolique très faible.

En se conformant au principe déjà développé qu'une même quantité d'alcool devient proportionnellement moins nocive, à mesure qu'augmente sa dilution aqueuse, la meilleure façon de consommer ces liqueurs et d'en assurer l'innocuité, est de les boire sous forme de *grogs* et largement étendues d'eau.

*Troisième catégorie.* — Amers, Quinquinas, etc. Quant à la classe des amers, quinquinas, reconstituants, etc., on ne les prescrira jamais qu'avec la plus grande prudence. On s'assurera, au

préalable, que leur degré alcoolique est aussi
réduit que possible, et qu'il n'entre aucune
essence ou produit toxique dans leur composition. Les meilleurs quinquinas sont ceux qui
sont faits avec des vins rouges ou blancs faibles,
mais de qualité supérieure, ainsi que des vins
de dessert sucrés et peu alcooliques. L'addition
de *kola* et de *coca* peut en rendre, dans certains cas, l'usage thérapeutique intéressant et
même indiqué.

Sous aucun prétexte cependant, le malade ne
doit se formuler à lui-même un pareil traitement, car dans ces conditions l'usage des vins
dits fortifiants ne devient autre chose qu'une
intoxication alcoolique déguisée.

## III. — LA DÉSASSIMILATION

Formes de l'élimination organique des
matériaux consommés.

***Généralités***. — Dans l'étude des diverses
formes d'introduction alimentaire et de transformation de ces éléments à l'intérieur de l'organisme, jusqu'à présent, dans la *balance des
comptes* (recettes et dépenses, débit et crédit) nous
n'avons envisagé que le chapitre des *recettes*.
On n'a également étudié que les modifications
ou transformations organiques tendant à facili-
ter à l'individu la collecte ou l'utilisation de cette
recette.

Dans toute transformation alimentaire, de
l'une ou l'autre des catégories d'aliments, soit
gras, soit hydrocarbonés, soit albuminoïdes, on
a vu comment tout produit de ce genre arrive à
l'état le plus favorable pour sa combustion physiologique ultime :

La graisse arrive dans les cellules à l'état de
formes de réserve, ou, tout au moins, reconsti-

tuée dans le sang et dans le chyle et prête à subir le processus encore mystérieux, mais probablement d'origine diastasique, présidant à son oxydation dernière et au dégagement de chaleur considérable qui l'accompagne.

Les hydrocarbonés, de quelque nature qu'ils soient, sont amenés à l'état de glucose et de glycogène qui sont leurs derniers avatars saisissables avant leur destruction dernière, dont le processus reste encore inconnu.

Les albuminoïdes, enfin, sont transformés en peptones, en produits de dégradation de celles-ci, qui sont déjà des formes de transition entre les matériaux d'entrée et les déchets albuminoïdes réguliers proprement dits.

Toutes ces considérations n'envisagent qu'une face du problème. Ces divers processus régulièrement accomplis donnent, en effet, naissance à une série parallèle de produits de déchets, qui restent toujours sensiblement les mêmes pour une même série d'aliments, mais dont la nature et surtout la proportion doivent varier en fonction de l'alimentation même.

**Position du problème.** — Envisagé dans

toute sa généralité, le problème comporte l'étude détaillée de toutes les fonctions d'élimination de l'organisme humain : Celles-ci s'effectuent généralement par l'intermédiaire de trois voies principales :

1° La voie *excrémentitielle* proprement dite, dont la porte de sortie est l'anus.

2° La voie *urinaire*, dont le lieu de sortie est la vessie munie de son canal évacuateur.

3° La voie d'*exsudation* et d'*évaporation* qui se divise en deux :

a) La voie de *sudation* et d'*élimination cutanée*.

b) La voie d'*évaporation pulmonaire*.

Il est illusoire de songer à embrasser, en quelques pages, l'ensemble de ces phénomènes. Mais on peut, en résumé, passer en revue ces différentes voies d'élimination, noter les produits principaux de dégradation pour un organisme humain fonctionnant normalement, la grandeur des éliminations, et évaluer approximativement le rapport de ces quotités de déchets aux quotités d'aliments frais introduits dans le même organisme. Cette connaissance résumée des phénomènes qualitatifs et quantitatifs de l'excrétion organique est la base de la compréhension des principes et des raisonnements diététiques. On ne peut établir ou discuter le plus simple régime, ordonner à un individu une addition ou une soustraction de viande ou de pain à son repas quotidien, sans savoir au juste quels sont les troubles, modifications, additions ou diminutions, que ce changement apportera dans son régime nutritif intraorganique. Tout se retrouve dans la machine humaine, les changements les plus délicats en apparence ont leur répercussion toujours mesurable et appréciable. L'organisme est une balance très sensible, dans laquelle on ne peut introduire 1 gr. en plus ou moins, sans que l'équilibre en soit dérangé et, qu'en conséquence, on puisse s'apercevoir du fait. Il n'est pas question de discuter ici les méthodes d'appréciation dans la qualité et la quantité des produits excrétés en connexion avec les produits ingérés ; le clinicien, sauf dans des cas très simples, ne peut procéder à des analyses ou des déterminations quantitatives que son éducation scientifique antérieure ne lui permet pas de faire avec toute la rigueur désirable. Il doit toujours, au contraire, s'adresser à un chimiste éprouvé, en les chiffres duquel on puisse avoir une *absolue confiance*. Au cas contraire, il est préférable de s'abstenir de tout raisonnement ou expérimentation, et de continuer de s'en remettre à l'empirisme. Il n'y a pas de raisonnements plus délicats, et d'essais demandant à être faits avec plus de conscience, que ceux qui touchent à ces faits d'alimentation et de contrôle de régimes.

## Nature des produits d'excrétion normaux de l'organisme.

*1° Collection des produits de dégradations intracellulaires ou humoraux proprement dits : Urine.* — L'urine est un produit aqueux, à provenance du sang dont il tire la totalité de ses éléments ou tout au moins des matériaux de ses éléments. L'urine est, en effet, du sang filtré à travers le parenchyme rénal. C'est une question très discutée, et encore mal résolue jusqu'à présent, de savoir quelle est la part véritable revenant au tissu rénal dans les diverses dégradations et, en particulier, dans la transformation des éléments minéraux comme les phosphates par exemple. On tend maintenant à admettre que le rein est un simple filtre, qui ne jouit, en tout cas, que d'un pouvoir de *sélectionnement*.

**Composition de l'urine.** — L'urine contient :

1° *De l'eau*, correspondant à celle qui a été introduite dans l'organisme, par les aliments d'une part, et par l'ingestion directe de l'autre. Il peut y avoir une petite quantité d'eau additionnelle provenant des réactions intra-cellulaires de dégradation qui mettent des molécules chimiques d'eau en liberté.

Sans insister sur cette question, on voit le très grand intérêt que peut présenter la mesure exacte des ingestions et excrétions aqueuses, permettant ainsi d'évaluer approximativement le pouvoir de rétention, vis-à-vis de ce liquide, d'un organisme donné. La comparaison avec un coefficient moyen pour l'organisme sain permet de dépister les variations pathologiques, et de faire varier ainsi, suivant les cas, la grandeur des apports d'eau dans le régime alimentaire quotidien. On peut donc, dès à présent, ériger en loi pratique ce principe de diététique : *Tout apport d'eau dans un régime alimentaire donné ne doit être réglé qu'après une analyse de l'urine des*

*24 heures et la détermination du coefficient moyen de rétention aqueuse.*

*2° Eléments minéraux.* — On retrouve naturellement dans l'urine l'ensemble des éléments minéraux du régime. Pour un organisme bien constitué, il n'y a, quotidiennement, que des dégradations ou des réédifications cellulaires ou humorales extrèmement faibles. Le sérum qui coule dans les artères et les veines est sensiblement le même, non seulement d'un instant à l'autre, mais encore d'un jour à l'autre. Il en est de même pour les liquides intracellulaires. Le corps est un atelier bien organisé dans lequel les réactions s'effectuent toujours dans les mêmes appareils; ceux-ci ne subissent qu'une légère usure, se traduisant par un petit déchet journalier, qui passe inaperçu à cause des réparations incessantes qui s'effectuent. Mais l'ensemble de ces réparations porte, en réalité, sur un très petit poids de matière, de sorte que, à l'état normal et pour les matériaux minéraux en particulier, le coefficient de rétention est fort petit.

Ce fait rend très sensible toute déviation, toute modification dans la nutrition saline en général.

*Chlorures.* — Dans les limites physiologiques,

un organisme normal excrète sensiblement, par les urines et la sueur, la quantité de chlorure de sodium ingérée par l'intermédiaire de ses aliments. Cette quantité de sel marin éliminée, on ne saurait trop le répéter, ne présente en *grandeur* aucun caractère de nécessité étroit. Suivant qu'un individu mange *très salé* ou au contraire *peu salé*, l'élimination journalière notée par l'analyse des urines, peut accuser depuis 3 à 4 gr. de NaCl par jour jusqu'à 14 et 16 gr. du même sel. Cette expérience de variation peut se réaliser, du jour au lendemain, et sans inconvénient, sur un individu sain.

DÉBIT ET RÉTENTION DES CHLORURES. — A l'état normal, le débit des chlorures, soustraction faite de l'usure physiologique, correspond à l'apport des mêmes sels. Il n'en est plus ainsi, tout au contraire, dans certains cas pathologiques. Le rein semble s'opposer au passage des chlorures ingérés, et, en réalité, ceux-ci sont distribués dans l'organisme par les effets de forces que nous devons rapporter à l'existence des *pressions osmotiques* dans l'intérieur des corps. D'une manière générale il y a, en effet, et parallèlement à cette rétention des chlorures, une rétention aqueuse plus ou moins considérable ; il se fait dans l'organisme de véritables réserves, des poches d'eau salée ; en distendant les tissus et en déformant les cellules, en les déchirant quelquefois, ces poches forment les *œdèmes* qui peuvent atteindre, en volume liquide, des grandeurs considérables.

MÉCANISME DE LA RÉGULATION. — A ce phénomène de la rétention parallèle de l'eau dans le cas de rétention des chlorures, dont le mécanisme a été si bien étudié ces temps derniers par F. Widal, la seule explication plausible est la nécessité de dissoudre le sel ingéré et qui ne peut s'éliminer par le filtre rénal, jusqu'à en faire une solution tendant vers l'*isotonicité* avec le sérum sanguin, c'est-à-dire d'une concentration de 6-7 0/00.

PATHOGÉNIE DES RÉTENTIONS. — Il reste, dans ces conditions, une incertitude dans la pathogénie de ces altérations. L'eau peut être retenue dans les tissus pour des raisons encore inconnues et n'y pouvoir séjourner qu'à condition de se transformer en solution isotonique au sérum : Dans ce but elle retient, en les dissolvant, les chlorures de l'alimentation. Dans une deuxième hypothèse, le filtre rénal étant devenu imperméable aux chlorures, ceux-ci, pour séjourner avec le minimum de dégâts et le maximum d'équilibre dans l'organisme, retiennent la quantité d'eau qui leur est nécessaire pour faire une solution isotonique au sérum. La solution de ces questions vise au plus haut intérêt pathologique ; l'apport des matières minérales chlorurées, dans un régime, est loin d'être sans importance. Il est indispensable de connaître ces considérations nouvelles, non seulement pour élucider le mécanisme pathogénique d'un cas déterminé, mais encore et plus simplement pour pouvoir imposer à un malade le régime le *moins nuisible possible*, ou le *plus bienfaisant possible*. Pour s'assurer de *l'immense intérêt* de cette question des chlorures alimentaires, il suffit de lire et de commenter l'histoire des malades sur lesquels F. Widal a fait ses remarquables déterminations. Il suffit de quelques grammes en plus ou en moins du sel marin, ce condiment si inoffensif en apparence, pour placer un individu au plus bas de sa course pathologique, ou le relever au contraire à l'état le plus satisfaisant qu'il puisse atteindre.

Il s'agit là, au reste, d'un phénomène beaucoup trop complexe et en connexion nécessaire avec un trop grand nombre d'autres, — pour que l'on observe, sur tous les malades et dans tous les cas, — des résultats et des variations aussi typiques. — Mais l'on retrouve toujours les mêmes grandes lignes générales de cette action singulière du chlorure de sodium. *L'attention spéciale, à accorder à l'avenir, dans tout régime, aux chlorures alimentaires, se trouve parfaitement justifiée.*

B. *Phosphates.* — Le besoin des phosphates, régulièrement ingérés dans l'organisme, se présente comme moins artificiel que celui des chlorures alcalins. L'urine contient, en effet, une certaine quantité journalière de phosphates; cette quantité est, dans une certaine proportion, physiologique et indépendante de la quantité du sel absorbée dans le régime. La dégradation même des éléments constitutifs de nos tissus et cellules de diverse nature fournit, par la mise en liberté de l'acide phosphorique des nucléïnes et acides nucléïques, une certaine quantité de phosphore, qui peut s'évaluer régulièrement. Cette évaluation de la quantité moyenne de phosphore physiologiquement évacuée n'a malheureusement pas été faite ; faute de cette recherche, un grand nombre de questions se rattachant à l'élimination des phosphates et à leur évaluation, restent ainsi sans solutions.

Rien n'est plus difficile, par exemple, à l'heure actuelle, que de classer un individu parmi les *phosphaturiques* ou les *non phosphaturiques*. Quelles sont les limites d'excrétion maxima et minima qui permettent d'affirmer qu'en deçà de celle-ci on a affaire à un oligo-phosphaturique et, au delà de celle-là, à un phosphaturique vrai ? Ces limites n'existent pas, et les classements, en réalité, sont faits au hasard.

Dans l'état actuel des connaissances, pour faire l'appréciation la moins inexacte possible, on doit calculer, dans un régime, la quantité de phosphore, sous forme de phosphates ou sous forme organique, (ce qui revient au même pour l'élimination), que l'on administre à un sujet donné. Il est de toute évidence que, s'il suit un régime riche en œufs, en cervelles, en légumes, etc. le patient, sans être phosphaturique, éliminera l'excès d'acide phosphorique qu'il ingère ; à plus forte raison, le neurasthénique, le tuberculeux, etc. que l'on bourre de glycéro-phosphates, de phosphates, de lécithines et de nucléïnes, aura-t-il un régime urinaire exagéré en phosphore. Le régime normal doit comprendre, en moyenne, une quantité de phosphore permettant une élimination de 2 gr. à 2 gr. 5 par 24 heures d'anhydride phosphorique $P^2O^5$.

*Sulfates*. — L'ensemble des matières minérales régulièrement éliminées par l'émonctoire urinaire comprend aussi des quantités notables de sulfates. Les sulfates se trouvent dans l'urine à l'état de sulfates alcalins, (sodium et potassium), et d'acides sulfo-conjugués (phénol ou phényl-sulfates). Comme dans le cas des phosphates, l'origine de ces sulfates, si on la rapporte aux ingesta alimentaires, peut être double :

1° Certains aliments contiennent de petites quantités de sulfates préformés. Les eaux elles-mêmes, suivant leur nature et la façon dont elles sont recueillies ou filtrées, peuvent contenir des quantités notables et variables de sulfates.

Il est évident que la totalité ou la presque totalité des sulfates ainsi ingérés doit se retrouver quotidiennement dans le liquide urinaire.

2° En étudiant les « ingesta » albuminoïdes, on a vu que leur dégradation physiologique régulière séparait des molécules albuminoïdes certains fragments contenant le soufre plus ou moins profondément oxydé, qui est un de leurs constituants normaux. La dernière simplification de ce soufre et son oxydation ultime donnent naissance aux sulfates et surtout aux sulfates conjugués de l'urine.

La quantité de sulfates que l'on trouve dans l'urine dépend donc des proportions d'albuminoïdes incorporées dans ce régime même, et aussi de la nature de ces albuminoïdes. Il en résulte, comme pour les phosphates, la nécessité de la détermination d'un coefficient moyen d'élimination des sulfates, et du décompte des excès de sulfate (ou de soufre) vis-à-vis de ce coefficient, introduits par tout régime alimentaire donné. Le médecin ne doit pas manquer, à ce propos, de se souvenir et de tenir compte, que certaines eaux minérales communément ordonnées, contiennent des quantités très notables de sulfates calciques ou alcalins, qui se retrouvent intégralement à l'élimination : Le soufre ainsi retrouvé et dosé est sans signification pathologique possible.

*Bases alcalino-terreuses et terreuses. — Chaux et magnésie.* — Les aliments du régime normal contiennent des quantités notables de chaux et magnésie. Il est naturel que l'on retrouve celles-ci dans l'émonctoire urinaire. Le corps et le système osseux principalement contiennent de grandes quantités de ces bases à l'état combiné. Le phosphate tribasique de calcium, par exemple, qui forme 70 0/0 environ du poids de la matière osseuse, contient lui-même 40 0/0 de chaux ; c'est dire que l'organisme contient un poids très considérable de chaux accumulée. Tant que la bonne santé se maintient et que le corps ne subit aucune déchéance, cette ossature reste tout particulièrement fixe et sans changements ; nos ossements, nos cartilages ne se font pas et ne se défont pas tous les jours, comme le voulaient certaines théories anciennes et vraiment puériles. Si, sur certains points, un léger travail de rénovation ou de renforcement devient nécessaire, un pareil phénomène peut se manifester par quelques variations et quelques augmentations dans l'élimination des bases par la voie urinaire. Ce coefficient moyen d'élimination n'a pas été établi, mais tout laisse prévoir qu'il doit être très faible; cela revient à dire que les éliminations calcique et magnésienne dans l'urine dépendent encore et essentiellement du genre d'alimentation. Sous l'influence du régime, rien ne peut être plus variable qu'une semblable élimination. Deux régimes, sous le rapport de leurs proportions de chaux et de magnésie, peuvent différer aisément du simple au double. D'un pays à un autre, la quantité des sels de chaux d'une eau alimentaire peut varier de 1 à 10. Il en doit résulter, pour l'élimination urinaire, une semblable variation de 1 à 10. Pour les éléments minéraux, moins que pour tout autre, l'organisme ne fait de *consommation de luxe*, ou de réserves inutiles. Dans le cas où il devient important d'évaluer ces bases alcalino-terreuses, il faut, pour avoir leur élimination totale, ne plus se limiter à l'émonctoire urinaire : beaucoup de ces corps, étant à l'état insoluble, s'éliminent intimement mélangés aux fèces, et l'analyse de celles-ci devient indispensable.

Lac onclusion, résultant de ces faits, est que, pour étudier l'élimination calcique chez un individu soupçonné de la présenter plus ou moins déviée, il est nécessaire de lui prescrire un régime tout spécial, *exactement dosé* en sels de chaux et de magnésie. À ce prix seulement, on peut étudier les quantités totales éliminées, et déterminer, exactement, la part qui revient, dans ce total, à l'usure dite normale.

*Autres éléments minéraux de l'élimination urinaire.* — L'ACIDE OXALIQUE a été quelquefois signalé comme étant un constituant normal de l'urine humaine ; celle-ci en contiendrait de très faibles quantités. Sa présence n'est pas impossible, en ce sens que la dégradation de l'albumine faite « in vitro » a fourni souvent des quantités importantes d'acide oxalique, — mais ce fait a lieu généralement sous l'influence de réactifs brutaux, avec lesquels les actions diastasiques de l'organisme n'ont rien à voir. — Il est peu probable que ce corps constitue une issue normale des dégradations organiques. Mais il faut cependant noter que, si l'on ingère en excès, dans un régime, de l'acide oxalique ou des oxalates, (oseilles, etc.), ceux-ci peuvent passer dans l'urine, en quantités importantes,

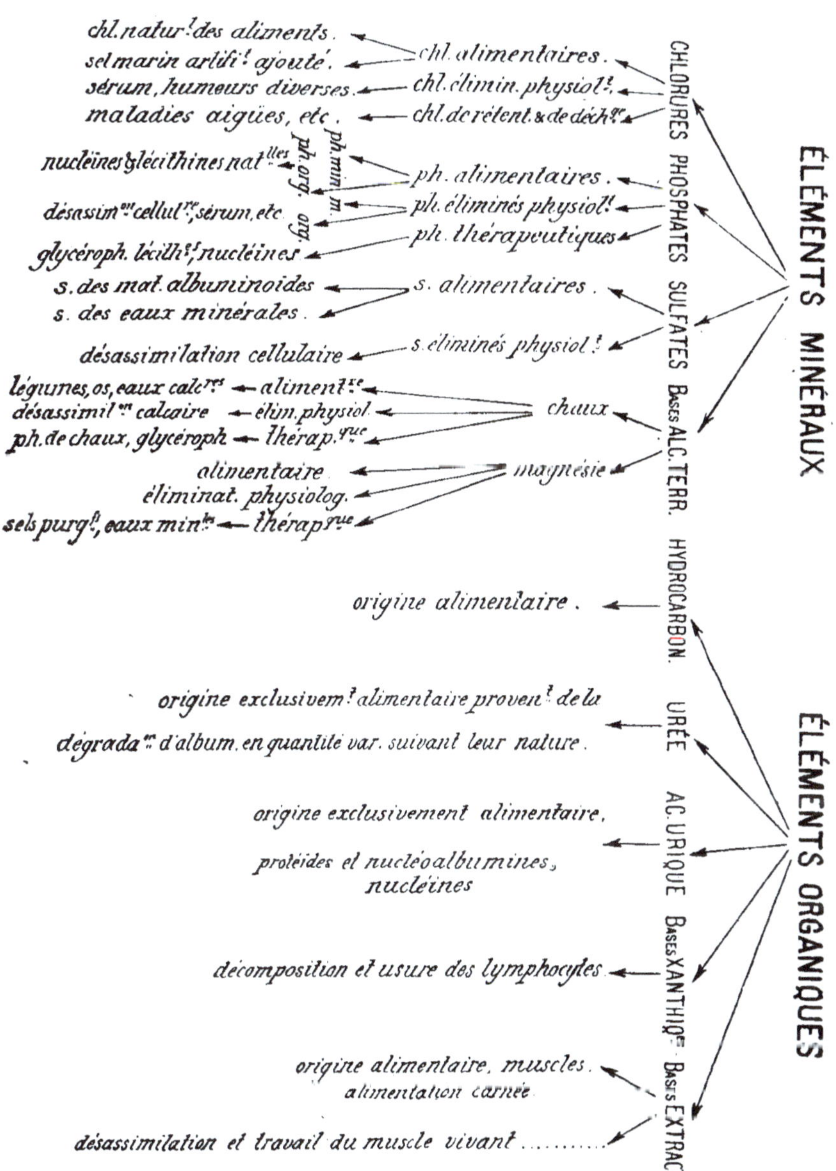

non brûlés ni dédoublés. La détermination de l'acide oxalique est donc sujette aux mêmes réserves qui ont été faites à maintes reprises au sujet des autres composés.

L'acide lactique, signalé quelquefois dans les urines, sans que sa présence et la cause de celle-ci soient bien déterminées, est encore sujet aux mêmes réserves. Certains régimes, comprenant des fromages fermentés par exemple, et tous produits de fermentations butyrique ou lactique, peuvent le contenir en telle abondance qu'il en passe dans l'urine une quantité inaltérée.

B. *Matériaux organiques de déchet.* — Il existe dans l'urine un $2^e$ groupe de matériaux de désassimilation : Ce sont, à peu près exclusivement, du moins pour ceux dont la présence a été bien confirmée et l'isolement réalisé, des composés dégradés à provenance des albuminoïdes. Le plus important, au point de vue quantitatif, est l'urée.

*Urée.* — Si l'urée, produit existant en très grande abondance dans l'urine, semble un corps dont la présence et les variations quantitatives sont faciles à apprécier et à interpréter, il n'en est pas, lorsqu'on pénètre le fond des choses, qui puisse, avec moins de certitude, servir de base à un raisonnement. On sait avec quelle facilité on interprétait et on interprète encore ces variations de l'urée ; elles auraient, d'après la clinique, une valeur *diagnostique*, voire *pronostique*, des plus considérables. Il en faut bien rabattre : l'urée est, en effet, un produit constant, régulier et nécessaire de la dégradation biochimique des matières albuminoïdes. Si l'on soumet celles-ci « *in vitro* » aux processus délicats d'oxydation et d'hydrolyse rappelant ceux de la chimie intra-organique, elles fournissent toutes de l'urée. Mais elles sont loin d'en donner chacune la même quantité ; ces quantités n'ont aucun rapport entre elles, car, d'une variété d'albumine à une autre, elles peuvent osciller, très normalement, entre des limites variant entre elles du double et du triple. Il est donc un premier point bien acquis : Si la présence de l'urée signifie digestion d'albumine, *elle ne constitue, en aucune façon, une mesure proportionnelle de cette digestion.*

Élimination de l'urée. — Il y a un deuxième fait, mis en lumière pour la première fois par

Paul Bert, et qui contribue à enlever, dans les conditions défectueuses où sont faites jusqu'à présent les appréciations « d'excréta », toute valeur à la quantité d'urée trouvée. Pour une même albumine ingérée dans un régime, *les quantités d'urée fournies sont loin d'être proportionnelles aux quantités d'albumine administrées.*

La recherche quantitative et systématique de l'élimination de l'urée ne peut prendre une réelle valeur que si l'on se place dans des conditions parfaitement déterminées. Le clinicien ne doit pas faire faire une analyse d'urine, *sans avoir déterminé, une fois pour toutes, un régime spécial, comprenant une quantité pesée d'une albumine de nature invariablement déterminée.* Les écarts de production de l'urée dans les « excréta » accompagnant un tel régime prendront alors une signification *réelle* et non plus *illusoire* en clinique.

*Azote total de l'urine.* — Actuellement, le seul élément de dosage sur lequel on puisse s'appuyer, car son élimination est régie par une loi physiologique immuable, est l'azote total des « excreta ». Dans sa comparaison avec l'azote total des ingesta, *pour un individu en bonne santé et placé en état d'équilibre azoté, il ne doit y avoir ni gain ni perte corporels d'azote.* Tout l'azote du régime se retrouve donc, dans l'urine pour la plus grande part les (9/10), et dans les fèces pour la plus petite, (1 10) seulement. Il est bien entendu que l'on doit rester dans les limites physiologiques de l'ingestion et de la digestion, car, au delà, l'organisme, impuissant à hydrolyser et dégrader une plus grande quantité d'albumine, l'éliminerait intacte par les fèces.

Sous ces réserves, la détermination de l'azote total de l'urine présente un très grand intérêt. Mais le développement de cette question et de ses applications pathologiques sortirait tout à fait du cadre de ce volume. Il suffit de la signaler et de montrer qu'en son essence, elle est liée entièrement à un problème physiologique ; elle ne tire sa valeur que d'une appréciation correcte et absolument précise de la grandeur de cette évacuation d'azote.

*Acide urique et bases nucléïniques.* — L'acide urique :

$$C^5H^4Az^4O^3$$

dont la constitution chimique, suivant Fischer, serait la suivante :

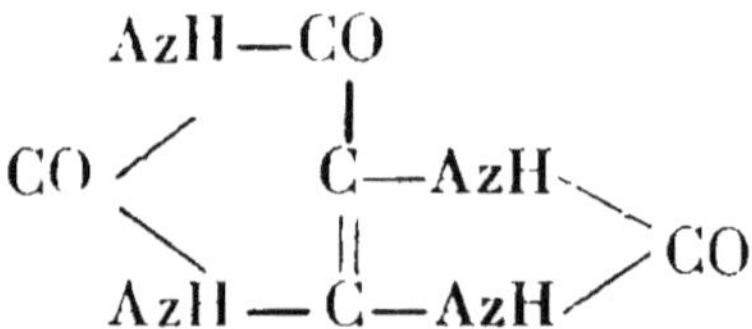

est un élément constituant de l'urine humaine. Il en résulte que c'est un produit de dégradation constant des matériaux albuminoïdes du régime. Sans vouloir traiter cette question qui nous entraînerait hors du cadre tracé, il est indispensable de faire remarquer que l'interprétation des variations quantitatives de sa présence, dans un état pathologique donné, auquel on a attribué une si grande importance, qu'il y a toute une *diathèse* qu'on a qualifiée d'*urique*, est encore à l'heure actuelle la chose la plus incertaine et la plus difficile. En laissant strictement de côté toutes les questions pathologiques, pathogéniques, étiologiques, on voit qu'il y a comme ici à la base un vice fondamental, qui rend illusoire toute interprétation et ce vice réside dans la non interprétation du régime.

On sait bien maintenant, que la dégradation

des albumines pures ne donne pas naissance à l'acide urique. Il semble prouvé que celui-ci dérive presque exclusivement d'une oxydation ultime des *bases xanthiques ou nucléïniques*. Ce sont les nucléo-albumines qui, en se dégradant, mettent en liberté une ou plusieurs molécules de ces bases. En présence des processus oxydants et réducteurs de l'organisme, ces bases se transforment les unes en les autres ou donnent naissance à l'acide urique. Ces vues sont confirmées par la présence constante dans l'urine, à côté de l'acide urique, de petites quantités de bases xanthiques : Cette quantité, suivant certains états pathologiques ou physiologiques, peut augmenter ou diminuer. En tout cas, dans cette théorie, l'excrétion de l'acide urique se trouve tout d'abord soumise à la composition du régime : Suivant que celui-ci contient plus ou moins de nucléo-albumines, les quantités d'acide urique varient proportionnellement en plus ou en moins.

Il ressort de là que, si l'on veut prêter attention à l'élimination urique et chercher à l'interpréter sainement au point de vue clinique, il est indispensable *d'apprécier exactement la quan-*

*lité des nucléo-albumines du régime imposé.*
C'est faute d'un pareil travail préliminaire que
l'on peut trouver, sans raison apparente, chez
deux individus différents et également sains, des
écarts dans l'élimination quotidienne de l'acide
urique qui peuvent être comme 1 à 3 et plus.
Lorsqu'on aura une méthode pratique pour doser
séparément dans l'émonctoire urinaire, l'acide
urique et les bases nucléïniques, l'appréciation
de leurs quantités relatives, au regard d'un certain coefficient normal, présentera un très grand
intérêt; il n'est pas douteux qu'on arrivera à
rattacher la considération de ces diverses notions à des états pathologiques déterminés (1).

(1) Il suffit, pour montrer les relations qui existent
entre l'acide urique et les bases xanthiques, de reproduire les formules des principales d'entre elles à côté
de celle de l'acide urique, en allant de gauche à droite
par degrés successifs d'oxydation :

GUANINE — HYPOXANTHINE

XANTHINE — ACIDE URIQUE

*Régime de l'excrétion urique.* — *Mesure de l'élimination quotidienne.* — Sous la réserve des considérations précédentes, les quantités d'acide urique excrétées quotidiennement dans l'urine humaine peuvent osciller entre 0 gr. 25 et 1 gr. Les quantités de bases xanthiques éliminées sont beaucoup plus faibles et varient ordinairement entre 0 gr. 025 et 0 gr. 030.

*Hydrates de carbone.* — L'urine contient également, à l'état normal et en très petites proportions, des témoins hydrocarbonés provenant des aliments de cette nature qui concourent au régime. Cette quantité, qui ne dépasse guère 2 gr. 5 à 3 gr. par jour, ne vient à s'exagérer que sous des influences pathologiques nettement déterminées (diabète, etc.). En général elle reste si disproportionnée avec la quantité d'hydrates de carbones introduits dans le régime, que ses petites variations n'offrent pas un très grand intérêt; on n'a pas cherché, jusqu'ici tout au moins, à les interpréter. On ne peut donc tirer de cette connaissance aucune déduction utile quant au régime.

**Matières fécales.** — *Généralités.* — Les

fèces sont l'émonctoire le plus important après l'urine. C'est elles qui éliminent quotidiennement les matériaux de déchet que l'urine, pour une raison quelconque, a négligés, ou dont elle n'a pu se charger.

Mais à côté de ce transport d'éléments déjà digérés, les fèces ont la mission importante de balayer la place intestinale et de faire logis net après le travail digestif, en emmenant au dehors tous les matériaux en excès ou inutiles que le régime alimentaire avait introduits à l'intérieur de l'organisme.

L'un et l'autre de ces deux rôles a sa grande importance, mais il en est généralement un qui l'emporte lorsque le régime est bien équilibré et que l'organisme se trouve, en particulier, voisin de l'état d'équilibre azoté. Toute la catégorie des matériaux albuminoïdes étant alors absente, parce que l'ingesta est consommé et utilisé dans l'organisme, on ne trouve, dans les fèces, que des éléments azotés dégradés dans la proportion correspondant à 1/10 de la quantité totale d'azote éliminée par jour. Tous les débris cellulosiques, ou tous hydrates de carbone en excès sont rendus par les fèces ainsi qu'une quantité notable d'eau

C'est, en dernière analyse, par l'examen quantitatif des fèces que l'on peut s'assurer que tous les matériaux d'un régime sont utilisés normalement et non déviés de leur destination vraie. Si le régime d'un individu ou d'un malade est trop chargé en graisse, l'analyse des fèces montre aussitôt une proportion anormale de ce dernier élément et le médecin doit y remédier par une modification convenable du régime.

Si les fèces contiennent de l'albumine non dégradée, c'est que le régime introduit une trop grande quantité de ce dernier élément, ou que l'individu malade ne peut les digérer, ou bien encore que les albumines du régime ne sont pas *qualitativement* convenables. Il y aurait, correspondant à ces cas divers, bien des méthodes d'examen et d'expérimentation clinique ayant leur répercussion ou leur base dans le régime alimentaire. Mais il est impossible de les développer ici. Il suffit de montrer tout l'intérêt qu'un *examen qualitatif et une analyse quantitative des fèces* en connexion avec l'administration de régimes bien déterminés, peut présenter.

Au même titre que l'analyse des urines, et

quelquefois avec un profit plus immédiat pour la correction du régime diététique d'un patient, l'analyse des fèces doit être maintenant pratiquée.

## ÉLÉMENTS FÉCAUX

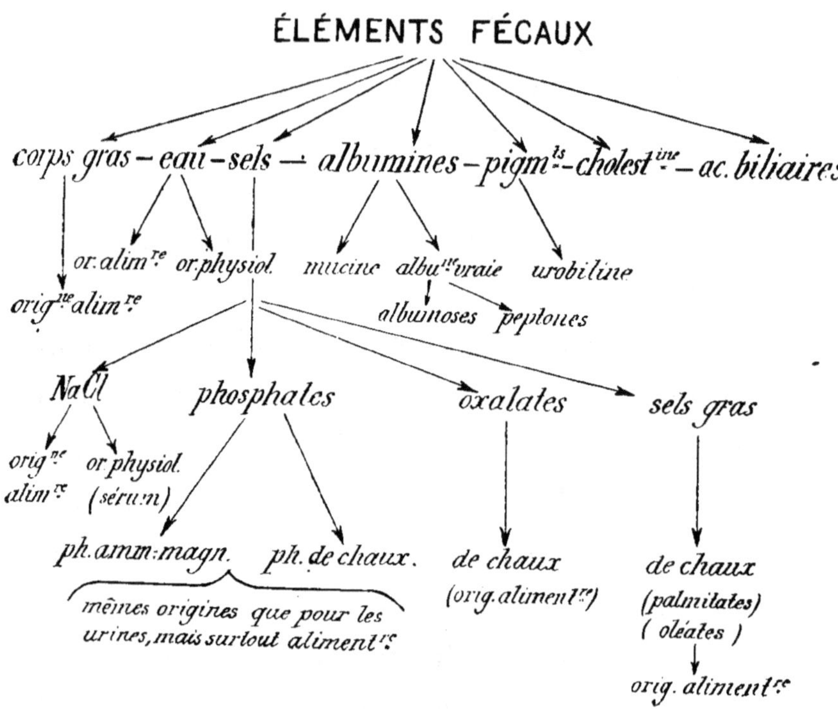

## IV. — L'EDIFICATION PRATIQUE
## DES RÉGIMES NUTRITIFS

### PRINCIPES GÉNÉRAUX POUR
### L'ÉTABLISSEMENT DES RÉGIMES

Appréciation de la valeur nutritive d'un aliment donné. — Contrôle des régimes et de leurs résultats par
le calcul et la détermination qualitative et quantita -
tive des produits éliminés.

*Généralités.* — Parmi les principes qui président au fonctionnement général de l'organisme humain, tous ceux qui ont trait à l'entrée
et à la sortie nutritive, au grand livre de l'assimilation et de la désassimilation, ont été résu-
més dans les chapitres précédents. Un pareil
travail, malgré son intérêt intrinsèque, serait
inutile à la médecine pratique, si l'on était
impuissant à tirer, de l'ensemble de ces principes, une série de règles générales permettant
de diriger l'accomplissement des fonctions nutritives chez un individu ou un malade donnés.
Ces règles générales sont celles qui servent à

*l'établissement et au contrôle des régimes ali-
mentaires.* Pour ne pas rester de beaux et
vains accessoires que le médecin respecte, de
loin, sans les connaître, mais n'a garde de chercher à pénétrer et à appliquer, que doivent être
ces principes généraux présidant à l'établissement des régimes? Ils doivent être clairs,
simples et précis. Les règles générales existent.
Il suffit de les condenser en les dépouillant de
tout l'appareil un peu ardu, mystérieux et parfois
rebutant dont les physiologistes les avaient en-
tourées. Cet habit n'est plus de mise si on veut
les faire passer dans la pratique et la clinique
journalières. L'objet de ce chapitre est de faire
une dernière généralisation, qui montre, dans
une synthèse de toutes les connaissances acquises
jusqu'ici, comment s'apprécie la valeur alimentaire d'un produit donné et mettra en lumière
la méthode pratique *d'organisation* réelle d'un
régime. Ce n'est pas notre but d'aborder ici
la question capitale des régimes pathologiques.
Il ne peut être question que d'indiquer au médecin une forme, un cadre à ses idées ou à ses
prescriptions nutritives. Il faut, en un mot,
qu'ainsi qu'on lui a appris l'art de formuler les

médicaments et les traitements, il sache, au même degré et avec la même facilité, ordonner et *schématiser* en quelque sorte l'ordonnance d'un régime alimentaire dans tous ses détails.

**I. Cadre d'un régime alimentaire. —** Pour construire, de toutes pièces, un régime alimentaire qui soit en équilibre, il faut d'abord, étant bien pénétré de la nécessité, de l'inéluctabilité du principe de la conservation de l'énergie et des masses, se rendre un compte, au moins approximatif, de la *dépense moyenne journalière d'énergie* chez l'individu considéré : Cette distinction préliminaire est de la première importance ; elle permet tout de suite une première classification entre les individus, qui résultent entre eux de différences variées et profondes. C'est ensuite dans chacun des cas ainsi déterminés que l'on fait l'application des autres principes qui servent à établir un régime.

Les organismes peuvent se répartir en deux grands groupes :

A. Sujets chez lesquels le principe de la conservation de l'énergie n'est pas directement applicable.

1° *Enfants, nourrissons* et généralement tout sujet *soumis à une croissance.*

2° *Adultes* (hommes et femmes), en *cours* ou en *défervescence de maladies aiguës,* ou en convalescence.

3° *Adultes femmes* en *cours de grossesse et de gestation* et en *cours d'allaitement.*

Chez tous ces sujets, la théorie permet de prévoir et l'expérience confirme, que, spécialement au point de vue de l'équilibre azoté, (le seul pratiquement saisissable par les moyens analytiques actuels), ils n'éliminent pas journellement, par les divers émonctoires que nous avons étudiés, la totalité des matières introduites. Ils retiennent donc de la matière, à l'état *énergétique et non dégradé. Ils accumulent des réserves d'énergie ou ils les communiquent à d'autres, ce que ne fait pas l'adulte en bonne santé.* On voit immédiatement, au point de vue pratique, l'intérêt capital de cette distinction. A cette catégorie de sujets, la ration doit fournir, non seulement l'énergie qu'ils consomment normalement pour entretenir l'état actuel de leurs tissus, mais des sources d'énergie supplémentaire de reconstitution plastique, ou dont ils ne sont que les dépositaires pour les transmettre à un autre être vivant, comme le font les femmes en gestation ou en allaitement. C'est ce point de vue si simple mais jusqu'à présent si communément méconnu dans la pratique de la diététique qu'il importe, au contraire, d'avoir toujours présent à l'esprit.

B. SUJETS CHEZ LESQUELS LE PRINCIPE DE LA CONSERVATION DE L'ÉNERGIE EST DIRECTEMENT APPLICABLE :

Chez ces sujets on peut prévoir, en résumé, que, pour un temps d'observation suffisamment étendu :

Quantité d'énergie introduite  quantité d'énergie consommée et rendue.

Quantité de masse introduite = quantité de masse éliminée.

Cette classe comprend les individus adultes : homme et femme en bonne santé, ou ne soufrant pas de troubles de la nutrition.

Ils se divisent eux-mêmes en plusieurs catégories bien distinctes :

1° *Individus soumis à un travail musculaire actif (modéré ou forcé).*

2° *Individus non soumis à un travail mus-*

*culaire, mais soumis à un travail intellectuel (modéré ou forcé).*

*3° Individus qui ne sont soumis à aucun travail sauf celui de la conduite ordinaire de la vie.* Vis-à-vis de ceux-ci, qui constituent le cas le plus simple, on peut pousser plus loin la distinction et établir des variations suivant l'âge du sujet. Il n'est pas prouvé, en effet, que le vieillard en bonne santé, même s'il persiste dans l'équilibre azoté ou un état voisin de celui-ci, et s'il conserve le même poids, ne voit pas ses besoins énergétiques ou de reconstitution plastique diminuer graduellement. Ces cadres sont bien loin en réalité d'être tous remplis par les recherches désirables.

**1ʳᵉ Catégorie de régimes. —** *Régime de l'homme sain adulte.* Dans le tableau inséré ci-contre, on peut constater une différence marquée entre les régimes d'hommes sains adultes, suivant qu'ils sont ou non assujettis à un travail musculaire plus ou moins actif. Cette différence ne porte pas sur la nature des éléments du régime, mais surtout sur leur quantité. La ration est d'1/4 à 1/5 plus élevée dans le cas d'un tra-

## Catégories générales d'individus justiciables de régimes différents.

**A. — Principe conserv. énergie direct. applicable.**

Adultes en Bonne santé

Hommes
- 1° Soumis à un travail musculaire régulier.... — actif 2800—3000c ; modéré 2000—2400
- 2° Soumis à un travail intellectuel régulier.... — actif 2000—2400 ; modéré 2000—2200
- 3° Non soumis à aucun genre de travail régulier... — adultes 2000—2200 ; vieillards 1600—1800

Femmes
- 1° Soumises à un travail musculaire régulier.... — actif 2000—2400 ; modéré 1800—2000
- 2° Non soumises à aucun genre de travail régulier. — actif / modéré 1800—2000

Surmenage physique 3000—3500c

Souffrant de troubles de la *nutrition*

**B. — Principe conserv. énergie non dir. applicable**

Nourrissons Enfants. Sujets soumis à la croissance.

1° Sains

| | | | |
|---|---|---|---|
| 2e journée | 101—105 | 2e et 3e année | 700—1100 |
| 1re semaine | 203—210 | 4 ans | 1400—1450 |
| 6e semaine | 430—440 | 6 ans | 1500—1525 |
| 15e semaine | 515—520 | 9 ans | 1550—1600 |
| 21e semaine | 550—555 | 12-13 ans | 1725—1750 |
| | | 14-15 ans | 1875—1900 |

2° Souffrant de troubles nutritifs »

Adultes, hommes et femmes.
- Cours de maladie aiguë »
- Convalescence »

Adultes femmes.
- Grossesse. »
- Allaitement. »

Ajouter à la ration normale donnée plus haut environ la quantité de calories nécessaire au nourrisson le jour de la mise au monde.

Ajouter au régime ordinaire au moins 2 fois 1/2 ou 3 fois les quantités nécessaires au nourriss. jusqu'au sevrage ainsi qu'un excédent de 700 800 gr. d'eau.

vail musculaire modéré, et, dans les chiffres de Voigt, on cite certains ouvriers à qui un total de 3500 et 3600 c. était indispensable.

Chez l'individu sain, *soumis à un travail intellectuel*, la différence, en sus du régime ordinaire, est moins marquée au point de vue *quantitatif*. Elle doit s'exercer plutôt *qualitativement*, et dans le choix des aliments destinés à assurer le quantum de la ration. C'est ainsi que l'ingestion d'éléments phosphorés doit être facilitée, de façon à réparer les pertes par usure des substances nerveuse et cérébrale. On sait qu'en ce cas, c'est dans les aliments végétaux, et spécialement les légumineuses, ou dans les organes spécialisés d'origine animale, qu'on doit aller chercher les nucléines et lécithines riches en phosphore.

*Détermination de la ration d'équilibre.* — Quoi qu'il en soit, la première chose à faire pour le médecin qui doit établir un pareil régime est de déterminer *approximativement* la ration d'équilibre au sens où l'on a vu qu'il fallait l'entendre. Il s'aide pour cela de l'observation du régime quotidien instinctif du patient; en en faisant la détermination calorifique moyenne, le médecin se pose déjà un premier ordre de grandeur qui le guide dans ses recherches et les calculs suivants.

La *pesée* du malade lui fournit une base précieuse. Le *poids brut*, en lui-même, a déjà une assez grande utilité ; on a vu que certains physiologistes avaient cru pouvoir indiquer un *coefficient de calorification* et partant d'*alimentation* par kg. de tissus ou d'animal. Entendu dans ce sens strict, le raisonnement n'est pas exact et ne peut être mis en œuvre. C'est, d'abord, une assez longue série de pesées journalières qui permet de se rendre compte si un malade perd du poids, augmente, ou reste stationnaire. S'il reste stationnaire à de minimes oscillations près, le médecin ayant, à l'aide des données résumées plus haut, établi un premier régime provisoire, peut en suivre l'effet dans les pesées du malade pratiquées quotidiennement. Il arrive ainsi à obtenir assez rapidement l'*isodynamie*.

S'il se produit, chez le patient, des oscillations plus fortes à la balance et tendance à une perte de poids, on doit calculer et appliquer à l'essai un régime légèrement plus riche, en en suivant les effets, toujours par la même méthode. Au bout de quelques tâtonnements, on arrive encore au *régime d'oscillations minimum*.

Les limites quantitatives du régime à ordonner étant ainsi obtenues, c'est la sagacité du diététiste thérapeute qui entre en jeu; il remplace, suivant les principes de l'isodynamie, une substance par une autre, soit qu'elle lui paraisse en l'occurrence de digestion plus facile, soit qu'elle possède une saveur plus agréable ou que le patient montre pour elle une préférence marquée, ce qui, dans bien des cas, équivaut pour elle à un brevet de bonne digestibilité. C'est ainsi que, sans qu'on puisse le supposer à l'avance, certains individus en excellent état de nutrition, non seulement assurent leurs besoins énergétiques avec des ressources bien moindres que ne l'ont indiqué les auteurs, mais encore présentent, pour l'une des catégories d'aliments nécessaires, une *électivité* toute spéciale et très marquée. Certains ont un régime très chargé en hydrates de carbone (gros mangeurs de pain). D'autres, au contraire, consomment une quantité d'hydrocarbonés très inférieure à la moyenne, mais comblent le déficit calorifique en exagérant leur régime en graisse. Il est évident que vouloir,

de prime abord, renverser cet ordre généralement établi, par l'électivité inconsciente de l'individu, c'est s'exposer à des échecs absolus, à
des dégoûts et des intolérances qu'on ne peut
pas vaincre. Il en est de même, du *soi-disant
besoin uniforme d'albumine.* En réalité, suivant
les tempéraments et les idiosyncrasies, certains
individus qui pèsent le même poids exercent
la même profession, etc., couvrent leur besoin
d'azote avec une quantité d'albumine *moitié
moindre* que les autres.

*Exemple de calcul d'un régime moyen.* —
*Cas d'un individu sain n'exécutant qu'un travail
musculaire très modéré.*

On suppose que la détermination de l'excrétion totale d'azote chez cet individu donne une
moyenne de 14$^{gr}$5 quotidiens et que, d'autre
part, cet individu n'a aucune raison de faire, soit
des rétentions, soit des excrétions anormales
d'azote. Etant admis qu'en moyenne, l'excrétion
azotée des fèces représente le 1/10 de l'excrétion totale, le régime doit couvrir, quotidiennement, une usure d'azote = 16 gr. environ.

Le premier chiffre fixe du régime est donc :

100 gr. d'albumine en calories
ou $100 \times 4,1 = 410$ c.

En se reportant à la table reproduite ci-après, on constate que le besoin résultant de la calorification totale de cet individu $= 2200$ cal., en moyenne.

Les auteurs ont donné, comme proportion moyenne entre les 3 classes d'aliments :

A : G : H.C. comme
1 : 0,8 : 2,8 ou 3

A représente les albumines
G      »      les graisses
H. C.  »      les hydrates de carbone

Il s'ensuit que les proportions des 3 aliments dans le régime considéré sont en grammes :

Albumine. . . . . . 100 gr.
Graisse . . . . . . 80
Hydrate de carbone . . 280

Suivant les tempéraments et les goûts personnels, en s'inspirant de la loi d'isodynamie et des limites minimum de la quantité de graisse à introduire journalièrement dans l'organisme, on peut, entre les deux derniers éléments, faire les échanges suivants :

I. — Retrancher 25-26 grammes de graisse et les remplacer par la quantité correspondante d'hydrates de carbones.

On détermine cette quantité $x$ de la façon suivante :

$$26^{gr} \text{ de graisse} \quad 26 \times 9,5 = 247^{cal.}$$
$$x \quad \text{hydrate} \quad x \times 4,1 = 247^{c.}$$
$$\text{soit } x = 60^{gr} 3$$

Ce qui donne un type de régime modifié :

Albumine. . . . . . . 100 gr.
Graisse . . . . . . . 54 gr.
Hydrates de Carbone . . 340 gr. 3

II. — On peut, au contraire, porter à 100 gr. la quantité de graisse et supprimer la quantité isodynamique d'H. de C.

$$\text{Or : } 20 \times 9,5 = 190^{c}$$
$$x \times 4,1 = 190^{c}$$
$$x = 46^{gr} 6$$

Ce qui correspond au régime :

Albumine . . . . . . . 100 gr.
Graisses . . . . . . . 100 gr.
Hydrates de carbone . . 233 gr. 4

Ces 3 types de régime isodynamiques comprenant toutes les modalités intermédiaires, peuvent être réalisés, dans la pratique, en s'inspirant des principes suivants :

**Principe général.** — Le poids total de la ration quotidienne réellement ingérée dans l'estomac ne doit pas dépasser 1500 grammes environ.

**Considérations sur le choix des matériaux alimentaires.** — 1° *Matières albuminoïdes.* — Les matières albuminoïdes du régime peuvent être puisées, soit dans les *chairs musculaires animales*, soit dans le *règne végétal*. En principe, tout régime doit être *mixte* sous ce rapport, mais on peut distinguer trois modalités différentes :

1° Régime riche en albumine animale et pauvre en albumine végétale ;

2° Régime également riche en les 2 variétés ;

3° Régime pauvre en albumine animale et riche en albumine végétale.

Cela correspond, dans la pratique, à des menus profondément différents. Etudions succinctement ces trois cas :

1° *Régime carné*, riche en albumine animale et pauvre en albumine végétale.

Un régime presque exclusivement carné, pour couvrir le besoin d'albumine de 100 gr. chez l'individu considéré, doit comporter, au minimum, 500 gr. de la viande fraîche la plus riche en azote et 600-650 gr. de la plus pauvre, toutes deux étant de première qualité et considérées comme *viande maigre*. Il est difficile, dans un pareil régime, de ne pas dépasser le poids limite de la ration. De plus, les quantités exagérées de matières extractives du muscle ainsi introduites, peuvent être nuisibles et même *toxiques*.

*Régime de la viande en excès.* — Un régime, déjà meilleur et se rapprochant beaucoup du régime usuel pratiqué actuellement, consiste à couvrir les 3/4 du besoin d'albumine par la viande et 1/4 par les substances végétales comme les légumineuses et le gluten du pain. Ce régime conduit à introduire au minimum 380-400 gr. de la viande maigre de première qualité la plus riche dans le tube digestif, et environ 100-150 gr. de légumineuses ou 250 gr.-300 gr. de pain.

2° *Régime mixte* — Ce n'est pas le régime dit

*végétarien*, mais c'est un régime dans lequel on fait, hygiéniquement, une plus large part à l'alimentation et à l'albumine végétales. On ne fait qu'appliquer ainsi le résultat des recherches récentes qui ont bien montré qu'il n'y *avait aucune différence entre le degré d'assimilabilité réelle des albumines animales et végétales.*

En ce cas, l'albumine animale est assurée par ingestion de 250 gr. de viande environ, et l'albumine végétale par 200 gr. de légumineuses environ.

3° *Régime pauvre en albumine animale, etc.* — Si l'on introduit encore de la viande dans ce régime, c'est un régime *végétarien mitigé.* En ce cas on peut couvrir 1/4 du besoin d'albumine par 100-130 gr. de viande maigre de première qualité, et les trois autres quarts par le gluten du pain (soit 25 gr. pour 300 gr. de pain environ) et 250 gr. de légumineuses. Ce régime, dépourvu de tout élément toxique et presque entièrement de bases extractives ou irritantes, est hautement hygiénique et très recommandable dans certains cas.

*Régime végétarien.* — Il couvre entièrement le besoin d'albumine par les albuminoïdes végétaux, en utilisant ceux du pain, des céréales en général, des légumineuses, des légumes et des fruits. Ce régime exclusif peut être pratiqué avec succès, suivant le goût personnel de l'individu, car il présente, sagement ordonné, toutes les garanties d'assimilabilité désirables.

2° *Matières grasses. — Généralités.* — Les graisses utilisables dans le régime peuvent être demandées, soit aux graisses animales, soit aux huiles végétales. Il n'y a pas de différence entre l'assimilabilité des produits d'origine animale ou d'origine végétale, et la tradition routinière n'a jamais cherché à le faire au même point que pour les albumines. Toutes les graisses sont formées d'un petit nombre de glycérides et d'acides gras qui varient peu, de telle sorte que la différence de composition d'un corps gras à un autre, tant végétal qu'animal, est souvent minime.

Il y a cependant une importante distinction qu'on fait entre les corps gras dans la pratique, mais la théorie ne permet pas de l'expliquer. Les graisses animales composées surtout de glycérines, d'acides gras élevés et solides, comme la stéarine et dépourvues de grosses quantités d'acides gras inférieurs libres, sont, comme on peut le prévoir, les plus indigestes de toutes.

Les graisses végétales, huile d'*olive* ou d'*arachides* en particulier, surtout composées d'oléine liquide, sont moins indigestes. Mais le corps gras le plus facilement assimilable, dont on peut ordonner impunément de notables quantités, tant au point de vue de l'assimilabilité que des propriétés organoleptiques, est le beurre de vaches. Cette prédilection particulière de l'organisme pour le beurre tient-elle à la présence de petites quantités de lécithine jouant le rôle de ferment, ou à la forte proportion des acides gras volatils, ou tout simplement au plaisir avec lequel on l'ingère ordinairement? On ne le sait, mais cette large tolérance n'est pas douteuse. Des personnes, dont l'estomac ne supporte pas 10 gr. de graisse animale ordinaire, se prêtent fort bien à l'ingestion du beurre. C'est ce fait pratique qui domine toute l'introduction des graisses dans un régime. Généralement, le beurre doit couvrir les 3/4 du besoin de graisse, le dernier 1/4 étant assuré, mi-partie par la graisse animale et par les huiles végétales, (huile d'olive de la salade par exemple).

Invariablement, (sauf des intolérances toutes spéciales et très rares), ce régime de l'individu normal proposé doit comprendre ou $\dfrac{180}{4} \times 3 =$ 60 gr. de beurre frais de première qualité, ou, dans le cas où les aliments gras ont subi une augmentation par suite de réduction des hydro-carbonés :

$$\frac{100 \times 3}{4} = 75 \text{ gr. de beurre.}$$

Ces chiffres extrêmes comprennent entre eux, bien entendu, toutes les modalités des régimes intermédiaires.

Les 20 gr. ou 25 gr. restants doivent être assurés, parties égales environ, par la graisse animale et les huiles végétales : soit 10-12 gr. pour chacune des variétés. Dans le régime moyen d'albumine animale défini plus haut, les 400 gr. de viande maigre de 1$^{re}$ qualité fournissent :

a) 6 gr. de graisse pour le bœuf, le poulet, etc.
b) 23 gr.      —      pour le mouton.
c) 27 gr.      —      pour le porc.

Si l'albumine animale est fournie par le bœuf, la ration de graisse est insuffisante ; il y a lieu de la compléter par 5-6 gr. de saindoux, etc.

Si, au contraire, le mouton et le porc ont été chargés de couvrir le besoin d'albumine animale, on voit qu'ils fournissent une quantité surabondante de graisse, en moyenne 12-15 gr. de trop. Ce résultat conduit à 2 modalités différentes dans l'absorption :

a) Le régime moyen d'albumine animale ne peut être assuré par le mouton ou le porc seuls. Il est nécessaire de leur faire couvrir moitié seulement, 50 0 0 environ, du besoin d'albumine. Dans ces conditions, la graisse animale fournie ne dépasse pas le chiffre indiqué. Pour compléter l'albumine animale on se trouve amené à choisir une viande contenant seulement des proportions minimes de graisse, comme le veau ou le pigeon.

b) Si l'on a constaté que, chez l'individu en cause, un excès de graisse animale n'est pas nuisible, on laisse cet excès de matières grasses.

Les 10 à 12 gr. d'huile végétale sont fournis, au mieux, par *l'huile d'olive*, la plus digestible de toutes ces huiles ;

*L'huile blanche*, son succédané ;

*L'huile d'arachides*, etc.

Enfin, dans les cas où les autres formes d'ingestion (salades, vinaigrettes, etc.) sont contre-indiquées, on peut couvrir le besoin d'huile végétale par l'ingestion de fruits gras en nature, comme *les olives fraîches, noix, noisettes* ou *amandes*, qu'on peut toujours introduire favorablement dans l'ordonnance d'un régime.

3° *Matières amylacées et hydrates de carbone.* — Dans le calcul ci-dessus, on doit assurer une quantité quotidienne de 280 gr. d'hydrates de carbone comprenant, sous ce nom générique, les féculents, les matières amylacées et les matières sucrées, ainsi que l'alcool lui-même.

Dans le régime moyen, on a déjà déterminé explicitement une grosse quantité des matières amylacées en donnant au pain le soin de fournir une certaine fraction des albuminoïdes végétales. Cette quantité, estimée à 300 gr. environ, correspond à 170 gr. de matières amylacées. En fait, la consommation journalière atteint souvent 350 gr. de pain, correspondant à 191 gr. de féculents. Il reste à couvrir par d'autres moyens : 280 gr. — 191 gr. = 89 gr. environ. Or, on a introduit, toujours par nécessité d'albumine végétale, dans ce cas moyen, environ 80-100 gr.

de légumineuses qui font un apport moyen de 40 à 50 gr. de matières amylacées.

Il ne reste donc plus à assurer que 40 à 50 gr. d'hydrates de carbone ; ils sont fournis par le *sucre*, qui, grâce à son énorme facilité de combustion intraorganique, doit constituer un élément immuable et important de tout régime. On prend ce sucre mi-partie à l'état de pureté (*sucre raffiné* en *morceaux*, *sucre candi*, etc.), soit 20-25 gr. servant à sucrer les divers excipients liquides de la journée (thé, café, etc.), et mi-partie dans les fruits frais, charnus ou secs, ou toute compote ou confiture préparées avec eux.

*a*) 250 gr. de pommes, poires ou cerises, assurent environ 20 gr. de sucre.

*b*) 90 à 100 gr. de raisin frais fournissent à eux seuls la ration complémentaire de 20-25 gr.

50 gr. de *pommes* sèches ou de *prunes*, 75 gr. de *poires*, 45-50 gr. de *raisins secs* ou de *figues* peuvent fournir la même quantité de sucre.

Enfin les confitures et gelées de fruit contiennent la ration de sucre dans des conditions très analogues à celles des fruits secs.

## Type de ration normale moyenne. — En condensant en un tableau toutes les données qui viennent d'être discutées, et qui sont un exemple à suivre pas à pas pour tout praticien voulant établir un régime donné et se tenant en équilibre, on arrive au résultat suivant :

1° *Ration sans alcool :*

Calorification totale : 2.350 cal. environ.

Albumine . . . . .     100 gr.

Hydrates de carbone,
  sucre, etc. . . .     280          poids total 1,169 gr. environ.

Graisse . . . . .     85                  + 1,500 gr. eau.

Eau . . . . . . .     »

| MATIÈRES ALIMENTAIRES DU RÉGIME | EAU | ALBUMINE | | GRAISSE | | H. DE C. | |
|---|---|---|---|---|---|---|---|
| | | poids | cal. cor. | poids | cal. cor. | poids | cal. cor. |
| Bœuf.............. | 350 gr. | 268,45 | 72,80 | 298,48 | 5,25 | 49,9 | . | » |
| Pain............. | 300 » | 106,8 | 21,3 | 87,33 | 0,6 | 5,5 | 166,5 | 682,65 |
| Beurre.......... | 60 » | » | . | » | 60 » | 570 | » | » |
| Légumes (salade). | 100 » | 94 » | 1,1 | » | 0,1 | 0,95 | » | » |
| Huile végétale... | 19 » | » | » | 20,5 | 19 » | 180,50 | 12,5 | 51,25 |
| Légumineuses.... | 25 » | 3,5 | 5 » | 2,05 | 0,3 | 2,85 | 5 | 20,5 |
| Pommes de terre. | 25 » | 18,8 | 0,5 | » | » | » | » | » |
| Fruits frais...... | 225 » | 170 » | 0,9 | 3,69 | » | » | 29,8 | 106,6 |
| ou — secs ...... | 60 » | 21,2 | | | » | » | | 15,58 |
| Sucre (confitures, sucre en nature, etc........... | 65 » | » | » | » | » | » | 65 » | 270,6 |
| | 682,75 | 99gr6 | 412cal05 | 85,25 | 809cal70 | 280,8 | 1147cal18 |

+ 1500cc eau de boisson   1,500 »
                          2,182cc75

Total des calories fournies par ce repas :     412 05
                                               809,70
                                               1147,18
                                               2368°93

2° **Ration avec alcool.** — Si l'on cherche à établir un régime correspondant avec l'alcool, on peut introduire, sans grand inconvénient, 1 3 de litre, soit 333cc. de vin à 9 0/0 d'alcool environ, ce qui donne en quantité d'alcool :

$$29 \text{ gr. } 97 \text{ d'alcool}$$
$$\text{ou, en calories : } 112 \text{ c. } 87$$

On arrive à la ration isodynamique en retranchant, sur le menu précédent, 29 gr. 97 de sucre ; il n'en comprend donc plus que :

$$65 - 29,97 = 35 \text{ gr. } 03$$
$$\text{soit } 35 \text{ gr. seulement}$$

Ce régime n'offre, au point de vue énergétique, aucun avantage sur le précédent : Il peut, parfois, n'être pas exempt d'inconvénients.

**Conclusion**. — Cet exemple détaillé d'un régime édifié de fond en comble ne comporte pas l'unique avantage d'instruire le praticien sur la façon de construire les régimes en appliquant les principes généraux réunis à son intention dans ce livre.

Il peut et doit aussi lui donner le goût de réfléchir à ces questions de nutrition ainsi que la volonté de faire à la diététique une large place, sinon la plus large, dans sa thérapeutique journalière. Son malade en sera toujours soulagé et quelquefois il lui procurera la guérison *véritable*. L'agrégat de cellules qui constitue l'organisme humain doit être traité comme on le ferait de toute cellule vivante et de tout être organisé. Lorsqu'il souffre, on le guérit ou on l'améliore en l'arrachant d'un milieu et de conditions néfastes et en s'efforçant de le replacer dans les conditions de vie normales dont il s'était à tort écarté.

La réglementation de la diététique et le choix de régimes reposant sur des principes scientifiques est une des voies les plus fécondes où puisse s'engager la thérapeutique.

# TABLE DES MATIÈRES

# TABLE DES MATIÈRES

# TABLE ALPHABÉTIQUE

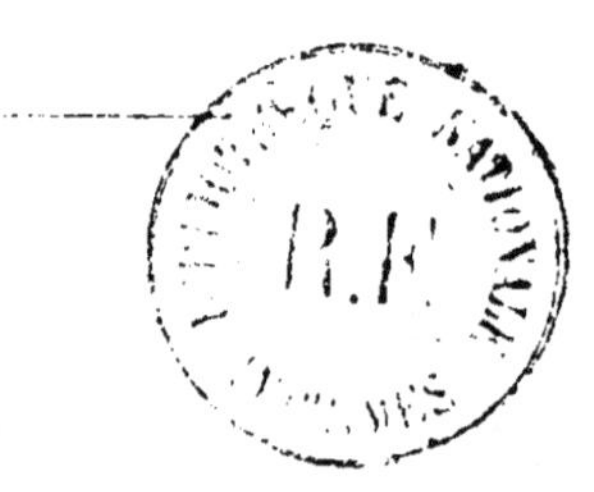

# Traité de Médecine et de Thérapeutique

PAR

| P. BROUARDEL | A. GILBERT |
|---|---|
| Doyen de la Faculté de médecine de Paris | Professeur agrégé à la Faculté de Médecine |

**10 vol. in-8 de 800 à 900 pages, illustrés de figures. Prix de chaque volume : 12 fr.**

TOMES I et II. — **Maladies microbiennes.** — I. — *Variole*, par AUCHÉ. — *Vaccine*, par SURMONT. — *Varicelle*, par GALLIARD. — *Scarlatine*, par WURTZ. — *Rougeole*, par GRANCHER. — *Rubéole, Grippe*, par NETTER. — *Diphtérie*, par GRANCHER et BOULLOCHE. — *Coqueluche, Oreillons*, par LEGROUX et HUDELO. — *Érysipèle et Streptococcie*, par WIDAL. — *Pneumococcie*, par LANDOUZY. — *Staphylococcie*, par COURMONT. — *Coli-bacillose*, par GILBERT. — *Fièvre typhoïde*, par BROUARDEL et THOINOT. — II. — *Typhus*, par NETTER. — *Peste*, par DESCHAMPS. — *Fièvre jaune*, par MOSNY. — *Choléra*, par THOINOT. — *Dysenterie, Tétanos*, par VAILLARD. — *Rhumatisme articulaire aigu*, par WIDAL. — *Tuberculose*, par STRAUS. — *Lèpre*, par HALLOPEAU. — *Syphilis, Chancre*, par BALZER. — *Morve, Charbon, Rage, Actinomycose*, par MÉNÉTRIER.

TOME III. — **Maladies parasitaires.** — **Intoxications.** — **Affections constitutionnelles.** — **Maladies de la Peau.** — *Maladies parasitaires*, par GIRODE. — *Trichinose*, par BROUARDEL. — *Paludisme*, par LAVERAN. — *Intoxications*, par LETULLE. — *Alcoolisme*, par LANCEREAUX. — *Empoisonnements*, par WURTZ. — *Obésité, goutte, diabète*, par RICHARDIÈRE. — *Cancer*, par GOMBAULT. — *Rhumatismes*, par TEISSIER et ROQUE. — *Rachitisme*, par MARFAN. — *Maladies de la peau, pellagre, myxœdème*, par GAUCHER et BARBE.

TOME IV. — **Maladies du Tube digestif et du Péritoine.** — *Maladies de la bouche et du pharynx*, par J. TEISSIER et ROQUE. — *Maladies de l'estomac*, par HAYEM et LION. — *Maladies de l'œsophage et de l'intestin*, par GALLIARD. — *Entérites infantiles*, par HUTINEL. — *Péritoine*, par E. DUPRÉ.

TOME V. — **Maladies du Foie, de la Rate, du Pancréas, des Reins, de la Vessie et des Organes génitaux.** — *Glandes salivaires*, par DUPRÉ. — *Pancréas*, par RICHARDIÈRE et CARNOT. — *Foie*, par GILBERT. — *Rate*, par LAUNOIS. — *Reins*, par A. CHAUFFARD et JEANSELME. — *Organes génitaux de l'homme*, par L. GUINON. — *Organes génitaux de la femme*, par SIREDEY.

TOME VI. — **Maladies de l'Appareil circulatoire.** — *Cœur*, par MERKLEN. — *Artères*, par ROGER et GOUGET. — *Veines*, par WIDAL et REZANÇON. — *Lymphatiques*, par BEZANÇON. — *Sang*, par PARMENTIER.

TOME VII. — **Maladies de l'Appareil respiratoire.** — *Nez*, par CARTAZ. — *Larynx*, par CASTEX et BARBIER. — *Sémiologie de l'appareil respiratoire*, par BARTH. — *Bronchites*, par CLAISSE. — *Broncho-pneumonie*, par MOSNY. — *Pneumoconiose*, par CLAISSE. — *Tuberculose pulmonaire*, par GRANCHER et BARBIER. — *Pneumonie*, par LANDOUZY. — *Asthme*, par LE NOIR.

TOME VIII. — **Maladies des Plèvres. — Maladies du Système nerveux.** — *Pleurésies*, par LANDOUZY. — *Cancer pulmonaire*, par MÉNÉTRIER. — *Pneumothorax*, par GALLIARD. — *Médiastin*, par BOINET. — *Apoplexie, Délire, Céphalalgie, Vertiges, Convulsions, Contractures*, par ACHARD. — *Paralysies, Hémiplégie, Paraplégie, Hémorragie, Embolie, Ramollissement*, par MARIE. — *Aphasie*, par BALLET. — *Syphilis, Tumeurs, Abcès*, par KLIPPEL. — *Encéphalite*, par BOURNEVILLE.

TOMES IX et X. — **Maladies du Système nerveux.** — *Paralysie générale*, par RAYMOND. — *Psychoses*, par DUPRÉ. — *Méningites*, par HUTINEL et KLIPPEL. — *Maladies de la moelle épinière*, par DÉJERINE. — *Syphilis médullaire*, par GILBERT et LION. — *Maladies des nerfs périphériques*, par PITRES. — *Névroses, Hystérie*, par GILLES DE LA TOURETTE. — *Épilepsie, Paralysie agitante*, par GRASSET. — *Migraine, Neurasthénie*, par BRISSAUD. — *Myopathies*, par MARINESCO. — *Insolation*, par VAILLARD.

**Dictionnaire de Médecine, de Chirurgie, de Pharmacie, de l'Art vétérinaire et des Sciences qui s'y rapportent**, par Émile Littré, membre de l'Académie française et de l'Académie de médecine. Ouvrage contenant la synonymie *grecque, latine, allemande, anglaise, italienne et espagnole*. *20e édition* mise au courant des progrès des sciences médicales et biologiques et de la pratique journalière, 1903, 1 vol. gr. in-8 de 1910 pages à deux colonnes avec 600 figures, cartonné.................................................... **20 fr.**
Relié en demi-maroquin, plats toile............................ **25 fr.**

Mise au courant des progrès de la science et de la pratique, la *vingtième édition* du *Dictionnaire de médecine* de Littré contient beaucoup d'articles nouveaux, qui n'existaient pas dans les éditions antérieures.

Cet ouvrage comprend la Physique et la Chimie, l'Histoire naturelle, l'Anatomie comparée, l'Anatomie humaine normale et morbide, la Physiologie et la Pathologie générale surtout au point de vue de leurs relations avec la médecine.

La Médecine et la Chirurgie proprement dites, tant sous le rapport théorique que pratique, les Médicaments nouveaux, les Opérations nouvelles, les Microbes nouvellement déterminés, les Maladies récemment décrites ont été l'objet d'articles importants. L'hygiène publique et la salubrité, la prophylaxie des maladies contagieuses, les procédés de désinfection, de stérilisation, d'antisepsie, qui attirent de plus en plus l'attention, n'ont pas été omis.

Tel qu'il est aujourd'hui, le *Dictionnaire de médecine* de Littré n'est pas seulement une liste de mots accompagnés d'explications succinctes, un vocabulaire dont les définitions sont d'ailleurs irréprochables, le nom de Littré étant, au point de vue philologique, une garantie absolue ; il est descriptif non moins qu'explicatif, il donne le moyen de comprendre toutes les locutions usuelles dans les sciences médicales ; il permet, par la multiplicité de ses articles, d'éviter des recherches dont l'érudition la plus vaste ne saurait aujourd'hui se dispenser ; il forme en même temps une encyclopédie complète présentant un tableau exact de nos connaissances, mis au courant des progrès de la science et des besoins usuels de la pratique journalière.

**Dictionnaire de Médecine domestique**, comprenant la médecine usuelle, l'hygiène journalière, la pharmacie domestique, par le Dr Paul Bonami. 1896, 1 vol. gr. in-8 de 950 pages à deux colonnes, avec 702 figures. Broché, **16 fr.** — Cartonné.................... **18 fr.**

**Nouvelle médecine des Familles**, à la ville et à la campagne, par le Dr A. de Saint-Vincent. Remèdes sous la main, premiers soins avant l'arrivée du médecin et du chirurgien, art de soigner les malades et les convalescents. *13e édition*, 1901, 1 vol. in-18 de 456 pages, avec 142 figures, cartonné................................ **4 fr.**

**Premiers Secours en cas d'accidents et d'indispositions subites**, par Ferrand et Delpech. *5e édition*, 1904, 1 vol. in-16 de 342 pages, avec 86 figures, cartonné.................... **4 fr.**

**Nouveaux éléments d'Hygiène**, par Jules Arnould, professeur d'hygiène à la Faculté de médecine de Lille. *4e édition*, 1901, 1 vol. gr. in-8 de 1224 pages, avec 260 figures, cartonné......... **20 fr.**

**Précis d'Hygiène publique**, par le Dr Bedoin, médecin-major de l'armée. Introduction par le professeur P. Brouardel. 1891, 1 vol. in-18 de 321 pages, avec 70 figures, cartonné.................... **5 fr.**

**Précis d'Hygiène industrielle**, par le Dr F. Brémond. 1893, 1 vol. in-18 de 284 pages, avec 122 figures...................... **5 fr.**

**La Protection de la Santé publique.** Loi du 15 février 1902, commentaires de la loi, règlements, par le Dr Mosny, médecin des hôpitaux de Paris. 1904, 1 vol. in-16 de 96 pages, cartonné......... **1 fr. 50**